Jane W. Ball / Joyce E. Dains

John A. Flynn / Barry S. Solomon / Rosalyn W. Stewart

Seidel's Physical Examination Handbook
Eighth Edition

Seidel 体格检查手册

第 8 版

简·W. 鲍尔

乔伊斯·E. 戴恩斯

编　著　〔美〕　约翰·A. 弗林

巴里·S. 所罗门

罗莎琳·W. 斯图尔特

主　译　肖　波

U0339282

天津出版传媒集团

天津科技翻译出版有限公司

著作权合同登记号：图字：02-2015-161

图书在版编目（CIP）数据

Seidel 体格检查手册／（美）简·W. 鲍尔
(Jane W. Ball)等编著;肖波主译. — 天津:天津科
技翻译出版有限公司, 2019.1
  书名原文:Seidel's Physical Examination
Handbook
  ISBN 978 - 7 - 5433 - 3907 - 1

  Ⅰ.①S… Ⅱ.①简… ②肖… Ⅲ.①体格检查 - 手册
Ⅳ.①R194.3 -62

中国版本图书馆 CIP 数据核字(2018)第 284901 号

ELSEVIER

Elsevier(Singapore)Pte Ltd.
3 Killiney Road,#08 -01 Winsland House I,Singapore 239519
Tel：(65) 6349 -0200;Fax：(65) 6733 -1817

授权单位:Elsevier (Singapore) Pte Ltd.
出   版:天津科技翻译出版有限公司
出 版 人:刘 庆
地   址:天津市南开区白堤路 244 号
邮政编码:300192
电   话:(022)87894896
传   真:(022)87895650
网   址:www.tsttpc.com
印   刷:山东临沂新华印刷物流集团有限责任公司
发   行:全国新华书店
版本记录:889×1194 32 开本 10.25 印张 300 千字
        2019 年 1 月第 1 版 2019 年 1 月第 1 次印刷
        定价:68.00 元

（如发现印装问题,可与出版社调换）

译者名单

主 译

肖　波（博士 主任医师 博士生导师）中南大学湘雅医院神经内科

秘 书

毕方方（博士 副主任医师 硕士生导师）中南大学湘雅医院神经内科

译 者（按姓氏汉语拼音排序）

陈　锶（博士）　　　　　　　　　　　中南大学湘雅医院神经内科

冯　莉（博士 副主任医师 硕士生导师）中南大学湘雅医院神经内科

李　静（博士 主任医师 博士生导师）　中南大学湘雅医院神经内科

龙莉莉（博士 副主任医师 硕士生导师）中南大学湘雅医院神经内科

舒　怡（博士）　　　　　　　　　　　中南大学湘雅二医院神经内科

谭利明（博士 主任医师 硕士生导师）　中南大学湘雅二医院神经内科

夏　健（博士 主任医师 博士生导师）　中南大学湘雅医院神经内科

杨　欢（博士 主任医师 博士生导师）　中南大学湘雅医院神经内科

杨晓苏（博士 主任医师 博士生导师）　中南大学湘雅医院神经内科

曾　艺（博士 主任医师 博士生导师）　中南大学湘雅二医院神经内科

张　乐（博士 主任医师 博士生导师）　中南大学湘雅医院神经内科

张海南（博士 主任医师 博士生导师）　中南大学湘雅二医院神经内科

周瑾瑕（博士）　　　　　　　　　　　中南大学湘雅医院神经内科

编者名单

Jane W. Ball, RN, DrPH, CPN
Trauma Systems Consultant
American College of Surgeons
Gaithersburg, Maryland

Joyce E. Dains, DrPH, JD, RN, FNP–BC
Advanced Practice Nursing
  Program Director
The University of Texas
M. D. Anderson Cancer Center
Houston, Texas

John A. Flynn, MD, MBA, MEd
Clinical Director and Professor
  of Medicine
Division of General Internal
  Medicine
The Johns Hopkins University
School of Medicine
Baltimore, Maryland

Barry S. Solomon, MD, MPH
Assistant Professor of Pediatrics
Medical Director, Harriet Lane
  Clinic
Division of General Pediatrics
  and Adolescent Medicine
The Johns Hopkins University
School of Medicine
Baltimore, Maryland

Rosalyn W. Stewart, MD, MS, MBA
Assistant Professor of Pediatrics
  and Medicine
Department of Internal Medicine
  and Pediatrics
The Johns Hopkins University
School of Medicine
Baltimore, Maryland

中文版前言

　　《Seidel体格检查手册》(第8版)是一本适用于临床医学、护理、基层卫生单位人员学习的便携式参考书籍。本书首先描述了如何循序渐进地进行体格检查。其次,结合患者的病史和系统回顾,以各个系统为单位,介绍了如何进行体格检查并提供相应的检查技术。整本书籍中,大量的插图有利于对技术和体格检查结果的认识。书中特别强调要充分理解与患者沟通的重要性,以及与患者如何相处,提醒医生在病史采集中加强与患者交流的重要性和必要性,优秀的体格检查技能有助于医生理解患者并建立良好的诊疗关系。在每一章中对每种病变的主观表现和客观检查结果进行了明确区分以辅助鉴别诊断。

　　真诚地希望医学专业工作者能认真阅读本书,加强体格检查的临床基本功,并将其应用于临床实践,最后总结出自己的经验和理论,为推动我国的临床医学工作做出贡献。

前　言

　　《Seidel 体格检查手册》(第 8 版)是一本适用于医学、护理、按摩、骨科医学生学习体格检查的便携式临床参考书籍,同时也适用于其他健康相关学科、卫生保健从业人员。本书简要描述了如何循序渐进地进行体格检查,旨在帮助复习体格检查的各种操作技术。由于篇幅原因,本书未描述各器官系统的病史询问。

　　本书以患者的病史和系统回顾为开端,后续章节则以各个系统为单位,描述了进行检查所需的器具和需要使用的检查技术。为了易于辨别,每种检查技术的正常和异常表现用不同颜色来表示。本书中,大量的插图加强了对各种技术和检查结果的认识。另外,每个系统的体格检查中均强调了儿科体格检查的不同之处。

　　每一章节均提供了鉴别诊断及典型病例,为临床实践提供了很好的范例。在每一章的鉴别诊断要点中对每种病变的主观表现和客观检查结果进行了明确区分。

　　与之前的版本相同,成人、婴儿、儿童、青少年、老年人以及健康女性均有单独章节描述。最后一章则提供了报告和记录结果的指南。

　　本版新增加的章节包括:生命体征和疼痛评估、老年人体格检查的概述、运动相关的评估。

Jane W. Ball

Joyce E. Dains

John A. Flynn

Barry S. Solomon

Rosalyn W. Stewart

献　词

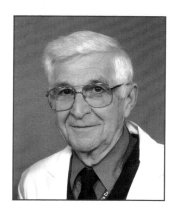

　　谨以本书第 8 版献给 2010 年去世的同事：医学博士 Henry M. Seidel。之前 7 个版本的书名为《Mosby 体格检查手册》。为了纪念 Henry 博士，我们将本书重命名为《Seidel 体格检查手册》。除了在美国陆军服役的时日，从一名普通教职员工到儿科名誉教授，Henry 博士把他的一生都奉献给了约翰·霍普金斯大学。他获得了众多奖项和一项以约翰·霍普金斯大学命名的奖学金，见证了他在医院、各种讲座的研讨会，以及作为医学院管理学生事务的副院长，所做的贡献。感谢 Henry 博士，他作为本书的原作者，对最初的文本设计以及本书的发展做出了巨大贡献。他充分理解和患者沟通的重要性、患者的敏感性以及与患者如何相处，并在本书的第 1 版即分享了这些概念。他经常提醒我们在病史采集中与患者交流的重要性和必须性，认为优秀的体格检查技能有助于医生理解患者并建立良好的诊疗关系。

　　本书的作者团队由医生和护理学专家组成，针对的目标人群是医学生、护士以及其他卫生保健从业人员。Henry 博士的观念与一些护理学专家的观念相符，比如本书早期作者之一 William Benedict 医学博士。通过 Henry 博士的领导和协作，这些作者得以完成本书并与学生们分享这些重要的价值观。是 Barry、John 和 Rosalyn 这些医生作者，使 Henry 的观念在这一新的版本中得以延续。

疾病预防控制中心和世界卫生组织生长曲线表

生长曲线表参考文献网址：

http://www.cdc.gov/growthcharts/who_charts.htm

世界卫生组织(WHO)生长曲线表

出生~2 岁

男孩:身高-年龄百分位数和体重-年龄百分位数

男孩:体重-身高百分位数和头围-年龄百分位数

女孩:身高-年龄百分位数和体重-年龄百分位数

女孩:体重-身高百分位数和头围-年龄百分位数

疾病预防控制中心(CDC)生长曲线表

儿童和青少年(2~20 岁,5%~95%)

男孩:身高-年龄百分位数和体重-年龄百分位数

男孩:体重指数-年龄百分位数

女孩:身高-年龄百分位数和体重-年龄百分位数

女孩:体重指数-年龄百分位数

备选生长曲线表(5%~95%)

男孩:体重-身高百分位数

女孩:体重-身高百分位数

目　录

第 1 章

病史

问诊

　　以下的病史大纲只是指导方针,而不是硬性的要求。在这个阶段开始和患者接触,要注意医患之间的关系。首先选择一个舒适的环境,帮助患者平静下来,保持眼神交流,采用交谈的语气,从自我介绍开始并讲明自己的职责,使患者理解为什么你追问病史和这些信息将如何被使用。采用开放式提问的方式开始并追问涉及的问题:在哪里?什么时候?怎么样? 为什么? 注意患者的情绪,避免冲突性和诱导性的问题。

主诉

- 问题或症状:就诊的原因
- 症状持续时间
- 其他不适:伴随症状、恐惧、担心、使患者就诊的原因
- 要考虑到为什么这个症状在这个时候影响到这个患者,为什么在相似的危险因素或接触情况下,这个患者发病了

现病史

　　当症状较多时,要逐一询问。
- 按时间顺序:症状发生的先后顺序
- 症状发生前的健康状况
- 首发症状的完整描述:发作的时间、部位、演变
- 可能的病因(感染、中毒)
- 如果症状是间断发生的,描述典型的情况:发作、持续时间、症状、演变、诱因、加重和缓解因素
- 疾病的影响:生活方式、功能方面;由疾病产生的限制
- 症状的演变:强度、变化、缓解、加重、不变
- 就诊的直接原因,特别是慢性病程

- 当特定的器官或系统出现病变,要进行相应的系统回顾
- 用药情况:现在的和既往的、用量、非处方药
- 辅助治疗和药物;家庭治疗
- 最后,按时间顺序回顾每个症状:患者进行确认和纠正

就诊史

- 住院治疗和(或)手术:时间、医院、诊断、并发症、损伤、残疾
- 幼年期疾病:麻疹、腮腺炎、百日咳、水痘、猩红热、风湿热
- 成年期疾病:结核、肝炎、糖尿病、高血压、心肌梗死、寄生虫病、其他传染病
- 严重外伤:颅脑损伤、肝破裂、脊髓损伤、骨折
- 免疫接种:脊髓灰质炎、白喉、百日咳、破伤风、乙型肝炎、麻疹、腮腺炎、风疹、流感嗜血杆菌、水痘、流行性感冒、甲型肝炎、脑膜炎、人乳头瘤病毒、肺炎、带状疱疹、霍乱、斑疹伤寒、伤寒、炭疽、天花、卡介苗、结核菌素(PPD)试验或其他皮肤试验,以及非特异性免疫反应
- 药物治疗:曾用药和当前的药物治疗(剂量、非处方药、维生素);辅助和草药治疗
- 过敏史:药物,食物,环境过敏源所致过敏反应(例如,皮疹、过敏症状)
- 输血史:输血原因、日期、输血量和输血反应
- 心理健康:情绪障碍、心理治疗或药物治疗
- 近期的实验室检查:血糖、胆固醇、宫颈涂片/人乳头瘤病毒(HPV)检查、HIV、乳房 X 线片、结肠镜或粪便隐血试验、前列腺特异性抗原

家族史

遗传因素可能是患者由某种暴露或危险因素致病的关键因素。

- 亲戚有无类似疾病
- 直系亲属:种族、健康状况、死亡的原因和年龄
- 患病史:心脏疾病、高血压病、高胆固醇血症、癌症、结核病、卒中、癫痫、糖尿病、痛风、肾脏疾病、甲状腺疾病、哮喘和其他过敏反应、关节炎、血液系统疾病、性传播疾病、其他家族性疾病
- 配偶和子女:年龄,健康状况
- 遗传性疾病:祖父母、叔伯、兄弟姐妹等人的患病情况;血缘关系

个人史及社会史

- 文化背景,出生地,成长地,青少年时期的家庭环境,教育,家庭地位,婚姻状况或同性伴侣,整体生活满意度,兴趣爱好,压力来源,宗教信仰(关于医疗措施的文化或宗教禁忌)
- 家庭环境:家庭成员数量,经济状况
- 职业:既往和目前就业情况,工作变动明细表,工作环境和时间,生理或心理疲劳度,聘期;现在和既往暴露的冷热环境、工业毒素;需要或使用保护性装置;兵役
- 环境:家,学校,工作场所,建筑物障碍(残疾人),社区服务;旅游和其他暴露于传染病的活动,居住在热带;水和牛奶供应,其他可能的感染源
- 卫生习惯和(或)危险因素:锻炼,吸烟(总包数=包/天 × 持续时间);盐的摄入量;肥胖/体重控制;饮食,乙醇摄入量:(量/天),持续时间;支架或穿刺情况(见特殊病史);非法药物及使用(例如,注射、口服、鼻吸、吸烟、共用注射针头)
- 暴露于家中或工作环境中的化学物质、毒物、毒素、石棉或放射性物质的时间;咖啡因的摄入(杯/天)
- 性生活:避孕药或其他避孕方式的使用,既往性传播疾病感染,治疗
- 家庭或配偶暴力情况:见"特殊病史"
- 其他健康和医疗系统:既往和目前的使用情况
- 宗教信仰:关于医疗措施的宗教禁忌
- 对医疗费用、医疗保险的关注

系统回顾

问诊时,难以确保每个系统的所有问题都会问到,但在首诊时,注意包括以下问题。

- 一般全身情况:发热、寒战、乏力、疲倦、盗汗、体重(平均体重、目前体重、特殊时期体重的变化情况)
- 皮肤、毛发、指甲:皮疹、瘙痒、色素沉着或纹理改变;多汗、指甲和头发异常
- 头和颈:头痛及频率、部位、眩晕、晕厥、颅脑损伤、脑震荡、意识丧失(短暂或长期)
- 眼:视力、视物模糊、复视、光敏感度、疼痛、外观或视力的改变;配

戴眼镜或隐形眼镜、滴眼液、其他药物；外伤史、青光眼、家族性眼科疾病

- 耳：听力受损或丧失、疼痛、耳鸣、眩晕
- 鼻：嗅觉、感冒的频率、鼻塞、鼻出血、鼻腔分泌物、鼻窦压痛
- 咽喉和口：声音嘶哑或声音改变；频繁咽痛，牙龈出血或肿胀；近期牙龈脓肿或拔牙；舌或颊黏膜痛、溃疡；味觉障碍
- 淋巴结：肿大、压痛、化脓
- 胸部和肺：与呼吸相关的疼痛，呼吸困难，发绀，气喘，咳嗽，咳痰(痰的性质和痰量)，咯血，盗汗，与结核患者接触史，胸部 X 线片
- 乳房：发育，疼痛，压痛，流脓，肿块，溢乳，乳腺钼靶 X 线影像(筛查或诊断)，乳房组织活检
- 心脏和血管：胸痛或胸闷，诱因，疼痛发作时间和持续时间，疼痛缓解的因素，心悸，呼吸困难，端坐呼吸(枕头的高度)，水肿，高血压，陈旧性心肌梗死，运动耐量(台阶高度，步行距离)，既往的心电图和心脏检查
- 周围血管：跛行(频率、严重程度)，出血倾向，血栓形成，血栓性静脉炎
- 血液系统：贫血，已知的血液系统疾病
- 胃肠道：食欲，消化，对食物不耐受，吞咽困难，胃灼热感，恶心，呕吐，呕血，排便规律，便秘，腹泻，大便颜色及量的改变(陶土样便、柏油样便、鲜血便、黏液便、含未消化食物)，腹胀，痣，肝炎，血尿，尿赤；溃疡史，胆结石，息肉，肿瘤；既往的影像学检查，乙状结肠镜检查，结肠镜检查(时间、地点、检查结果)
- 饮食：食欲，偏好，限制饮食(由于宗教、过敏或其他疾病原因)，维生素和其他供应，含咖啡因的饮料(咖啡、茶、可乐)；饮食笔记(罗列每天摄入的食物和饮品)
- 内分泌：甲状腺肿大或压痛，畏热或怕冷，不明原因的体重变化，多饮，多尿，面部或毛发改变，帽子和手套增大的尺寸，皮肤改变
- 男性患者：青春期发育，勃起，射精，睾丸疼痛，性欲，不孕不育
- 女性患者：初潮、月经规律性、持续时间、经量、痛经、末次月经、月经间期流血、瘙痒、最后一次宫颈涂片/HPV 检查的日期、绝经年龄、性欲/性冲动、性交频率、性功能障碍
- 怀孕：不孕不育、孕产史(G = 怀孕次数，P = 生育次数，A = 堕胎/流产次数，L = 存活胎儿数)、怀孕次数及每次妊娠时间、分娩方式、孕期或产后并发症、使用口服或其他避孕措施
- 泌尿生殖系统：排尿困难、腰痛或耻骨上疼痛、尿急、尿频、夜尿、

血尿、多尿、排尿犹豫、尿不尽、尿失禁、尿路结石、颜面部水肿、压力性尿失禁、疝、性传播感染

- 骨骼肌肉系统:关节强直、疼痛、活动限制、肿胀、发红、发热、骨骼畸形、关节损伤的数量及形式
- 神经系统:晕厥、癫痫、无力或瘫痪、感觉或协调障碍、震颤
- 心理健康:抑郁、躁狂、情绪变化、注意力不集中、不安、紧张状态、自杀倾向、易怒、睡眠障碍

结束性提问

- 还有其他重要的情况需要补充吗?
- 哪一个问题最困扰你?
- 如果病史是不明确、复杂、矛盾的,你认为你最大的问题是什么?或者什么问题最困扰你?

儿科问诊特点

问诊

仅供参考,可根据患者的具体情况和你的判断进行适当修改

主诉

由家长或监护人代述。如果年龄允许,患儿应尽可能自诉病情。记住:每个主诉都可能有更深层的原因,到底是什么原因促使其就诊? 如仅是喉咙痛吗

可信度

注意病史提供者与患者间的关系,以及其提供的病史的可靠性

现病史

注意病史的时间演变

就诊史

一般来说,医生应根据患者的年龄和症状来确定自己的问诊方式和问诊重点。问诊时注意以下事项

- 孕妇/母亲的健康状态
    - 传染病,大概的妊娠月份
    - 体重增加/水肿
    - 高血压
    - 蛋白尿
    - 出血,预产期
    - 子痫,以及子痫的危害
    - 特殊的或不同寻常的饮食或饮食习惯
    - 药物(激素、维生素)
    - 胎动,出现胎动的时间
    - 辐射暴露
    - 产前保健
- 出生和围生期情况
    - 妊娠周数
    - 分娩地点
    - 分娩:自发/诱发分娩、持续时间、麻醉、并发症
    - 娩出:分娩情况、产钳助产或自然分娩、并发症
    - 出生时状态:出生后第一声啼哭的时间;Apgar 评分
    - 出生体重、身长和头围
- 新生儿期
    - 住院情况:住院时间、喂养经历、吸氧、精神、皮肤颜色(黄疸、发绀)、哭闹。婴儿与母亲是否同时出院
    - 第一个月的情况:皮肤颜色(黄疸)、喂养、精神、其他的情况
    - 喂养情况
    - 母乳或奶粉喂养:喂养方式的改变及原因;配方奶粉的类型,供给/摄取量,喂奶频率;体重增长
    - 目前的饮食及食欲:辅食的添加,喂养情况,断奶的时间,每日牛奶的摄入量,有无偏食,能否自己摄食;有无其他的喂养问题

生长发育

本书第 21 章的内容和幼儿生长发育史相互补充。这一部分内容经常出现在育儿书里。注意:除特殊情况外,了解患儿的生长发育情况是非常重要的,这将有助于你制订个体化的治疗方案

- 几岁时完成
  - 坐时能抬头
  - 独坐
  - 独立行走
  - 能用语句交流
  - 如厕训练
- 学习情况:年级、表现、学习和社会问题
- 牙齿:牙齿萌出的时间、乳牙脱落的时间、第一颗恒牙萌出时间
- 生长:不同年龄阶段的身高和体重,身高或体重增长或减少的速度
- 性别:现状(例如:女性,乳房发育的时间,乳头、阴毛、月经情况;男性,阴毛的发育、变声、青春痘、遗精)。根据 Tanner 分期评价生理发育成熟情况

家族史

- 母亲的生育史:每次怀孕时的情况,包括日期、年龄,已故兄弟姐妹的死因,流产时的孕周及日期;母亲的健康状况
- 生育时父母的年龄
- 父母婚姻情况

个人史和社会史

- 个人状态
  - 适应学校
  - 咬甲癖
  - 吸吮拇指
  - 屏气
  - 发脾气
  - 异食癖
  - 抽动症
  - 礼拜仪式
- 家庭条件
  - 父母职业
  - 主要的看护人
  - 食物准备,日常活动,家人的偏好(如素食主义者),准备工作的安排

- 充足的衣物
- 依赖救助或社会机构
- 房子或公寓里的人和房间的数量
- 睡眠安排

系统回顾(建议询问主要症状)

- 耳:中耳炎(频率,偏侧)
- 鼻:打鼾,张口呼吸
- 牙齿:牙齿保健
- 泌尿生殖系统:尿液的性状,小便费力或淋漓
- 皮肤、头发、指甲:湿疹或皮脂溢出

功能评估

功能评估

- 日常生活能力:能够独立或需要协助完成以下情况
  - 洗漱
  - 穿衣
  - 上厕所
  - 行走
  - 仪表修饰
  - 进食
- 工具性日常生活能力:能够独立或需要帮助完成以下情况的能力
  - 管理自己的用药
  - 购买生活必需品
  - 准备饭菜
  - 使用电话
  - 驾驶
  - 管理自己的财务
  - 家务管理
  - 洗衣服
- 跌倒的风险:半年或 1 年内跌倒过;家中是否使用地毯
- 认知功能:见第 3 章

第 2 章

生命体征和疼痛评估

检查工具

- 温度计
- 血压计
- 听诊器
- 疼痛量表

检查

项目	结果

生命体征

体温

温度计测量口腔、鼓膜、腋窝或者直肠温度

正常:36.2℃~37.7℃(97.2°F~99.9°F)
异常:发热或者低体温

脉搏

触摸桡动脉或者肱动脉搏动30秒,然后乘以2来计算频率。注意搏动范围及幅度。关于心律的评估请看第12章

正常:60~90次/分钟,平均为70次/分钟,心律齐
异常:心动过缓、心动过速、心律不齐

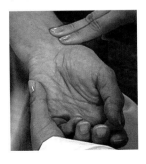

触摸桡动脉脉搏。

项目	结果
呼吸频率 　　数 30 秒的呼吸次数,再乘以 2。评估呼吸类型请查看第 10 章	正常:呼吸轻松,规律,无痛苦,节律平稳。频率为 12~20 次/分钟。呼吸与心跳比值为 1:4。 异常:呼吸急促,呼吸迟缓,呼吸困难
血压 　　每年至少量一次双臂血压。患者的手臂应轻轻弯曲并放在与心脏水平持平的地方	正常:收缩压<120mmHg(1mmHg≈0.133kPa),舒张压<80mmHg,脉压差为 30~40mmHg(有时为 50mmHg),双臂间可以相差 10mmHg。收缩压为 120~139mmHg 或舒张压为 80~89mmHg,界定为高血压前期 异常:高血压(见下表)。非正常低血压应注意其临床意义

18 岁及以上成人血压分类 *

分类	收缩压(mmHg)		舒张压(mmHg)
正常	<120	和	<80
高血压前期	120~139	或	80~89
高血压 †			
1 期	140~159	或	90~99
2 期	≥160	或	≥100

来源于美国国家科学出版社 No.04–5320, 2004。

* 未服用降压药及未急性发病。当收缩压和舒张压属于不同高血压分类时,选取更高级别的分类来定义其血压,如 160/92mmHg,应该定义为 2 期高血压。除了根据平均血压来定义高血压分类,还要特别强调是否有靶器官损害和其他危险因素。

† 根据两次及以上获得的平均血压值。

项目	结果
疼痛评估 解释疼痛评估工具。见下图。请患者指出每个部位的疼痛程度，并描述疼痛性质。观察患者行为	正常:患者没有疼痛或疼痛得到了很好控制 异常:疼痛程度大于 3,有类似于针刺、尖锐或钝性疼痛。记录患者的疼痛等级。提示疼痛的行为,如面部痛苦或其他疼痛表情,不愿挪动,呻吟或抓住疼痛部位

疼痛评估工具

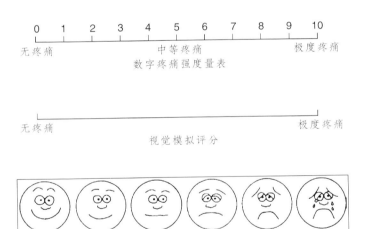

Wong-Baker 面部表情量表法。(From Wong DL et al: Whaley and Wong's nursing care of infants and children, ed 7, St Louis, 2003, Mosby.)

儿童检查注意事项

儿童检查

项目	结果

脉率

　触摸脉搏或者用听诊器听心尖冲动

正常

年龄	次/分钟
新生儿	120~170
1 岁	80~160
3 岁	80~120
6 岁	75~115
10 岁	70~110

呼吸频率

观察腹部起伏来计算婴儿和儿童的呼吸频率

正常

年龄	呼吸次数/分钟
新生儿	30~80
1 岁	20~40
3 岁	20~30
6 岁	16~22
10 岁	16~20
17 岁	12~20

异常:持续高于或低于正常值范围

测量血压

　选择合适大小的袖带测量婴儿或者儿童的血压

● 袖带宽度应约为肩关节至肘部长度的 70%

● 气囊长度为上臂围的 80%~100%;气囊宽度至少为肩峰至鹰嘴中点处臂围的 40%

正常:对大于 1 岁的小孩,应小于年龄、性别及身高的第 90 百分位(见第 13~16 页的表格)

异常:大于年龄、性别和身高的第 95 百分位

通过身高百分位排列的第 90 和 95 百分位的 1~17 岁男孩的血压水平

年龄（岁）	血压百分位数*	身高百分位的收缩压（mmHg†）							身高百分位的舒张压（mmHg†）						
		5th	10th	25th	50th	75th	90th	95th	5th	10th	25th	50th	75th	90th	95th
1	90th	94	95	97	99	100	102	103	49	50	51	52	53	53	54
	95th	98	99	101	103	104	106	106	54	54	55	56	57	58	58
2	90th	97	99	100	102	104	105	106	54	55	56	57	58	58	59
	95th	101	102	104	106	108	109	110	59	59	60	61	62	63	63
3	90th	100	101	103	105	107	108	109	59	59	60	61	62	63	63
	95th	104	105	107	109	110	112	113	63	63	64	65	66	67	67
4	90th	102	103	105	107	109	110	111	62	63	64	65	66	66	67
	95th	106	107	109	111	112	114	115	66	67	68	69	70	71	71
5	90th	104	105	106	108	110	111	112	65	66	67	68	69	69	70
	95th	108	109	110	112	114	115	116	69	70	71	72	73	74	74
6	90th	105	106	108	110	111	113	113	68	68	69	70	71	72	72
	95th	109	110	112	114	115	117	117	72	72	73	74	75	76	76
7	90th	106	107	109	111	113	114	115	70	70	71	72	73	74	74
	95th	110	111	113	115	117	118	119	74	74	75	76	77	78	78
8	90th	107	109	110	112	114	115	116	71	72	72	73	74	75	76
	95th	111	112	114	116	118	119	120	75	76	77	78	79	79	80
9	90th	109	110	112	114	115	117	118	72	73	74	75	76	76	77
	95th	113	114	116	118	119	121	121	76	77	78	79	80	81	81
10	90th	111	112	114	115	117	119	119	73	73	74	75	76	77	78
	95th	115	116	117	119	121	122	123	77	78	79	80	81	81	82

（待续）

通过身高百分位排列的第 90 和 95 百分位的 1~17 岁男孩的血压水平（续表）

年龄（岁）*	血压百分位数*	身高百分位的收缩压（mmHg†）							身高百分位的舒张压（mmHg†）						
		5th	10th	25th	50th	75th	90th	95th	5th	10th	25th	50th	75th	90th	95th
11	90th	113	114	115	117	119	120	121	74	74	75	76	77	78	78
	95th	117	118	119	121	123	124	125	78	78	79	80	81	82	82
12	90th	115	116	118	120	121	123	123	74	75	75	76	77	78	79
	95th	119	120	122	123	125	127	127	78	79	80	81	82	82	83
13	90th	117	118	120	122	124	125	126	75	75	76	77	78	79	79
	95th	121	122	124	126	128	129	130	79	79	80	82	82	83	83
14	90th	120	121	123	125	126	128	128	75	76	77	78	79	79	80
	95th	124	125	127	128	130	132	132	80	80	81	82	83	84	84
15	90th	122	124	125	127	129	130	131	76	77	78	79	80	80	81
	95th	126	127	129	131	133	134	135	81	81	82	83	84	85	85
16	90th	125	126	128	130	131	133	134	78	78	79	80	81	82	82
	95th	129	130	132	134	135	137	137	82	83	83	84	85	86	87
17	90th	127	128	130	132	134	135	136	80	80	81	82	83	84	84
	95th	131	132	134	136	138	139	140	84	85	86	87	87	88	89

来源于美国儿童和青少年高血压教育项目工作团队，2004。

* 百分位血压由单次测量决定。

† 身高百分位由标准身高曲线决定。

通过身高百分位排列的第 90 和 95 百分位的 1～17 岁女孩的血压水平

年龄（岁）	血压百分位数*	身高百分位的收缩压（mmHg†）							身高百分位的舒张压（mmHg†）						
		5th	10th	25th	50th	75th	90th	95th	5th	10th	25th	50th	75th	90th	95th
1	90th	97	97	98	110	101	102	103	52	53	53	54	55	55	56
	95th	100	101	102	104	105	106	107	56	57	57	58	59	59	60
2	90th	98	99	100	101	103	104	105	57	58	58	59	60	61	61
	95th	102	103	104	105	107	108	109	61	62	62	63	64	65	65
3	90th	100	100	102	103	104	106	106	61	62	62	63	64	64	65
	95th	104	104	105	107	108	109	110	65	66	66	67	68	68	69
4	90th	101	102	103	104	106	107	108	64	64	65	66	67	67	68
	95th	105	106	107	108	110	111	112	68	68	69	70	71	71	72
5	90th	103	103	105	106	107	109	109	66	67	67	68	69	69	70
	95th	107	107	108	110	111	112	113	70	71	71	72	73	73	74
6	90th	104	105	106	108	109	110	111	68	68	69	70	70	71	72
	95th	108	109	110	111	113	114	115	72	72	73	74	74	75	76
7	90th	106	107	108	109	111	112	113	69	70	70	71	72	72	73
	95th	110	111	112	113	115	116	116	73	74	74	75	76	76	77
8	90th	108	109	110	111	113	114	114	71	71	71	72	73	74	74
	95th	112	112	114	115	116	118	118	75	75	75	76	77	78	78
9	90th	110	110	112	113	114	116	116	72	72	72	73	74	75	75
	95th	114	114	115	117	118	119	120	76	76	76	77	78	79	79
10	90th	112	112	114	115	116	118	118	73	73	73	74	75	76	76
	95th	116	116	117	119	120	121	122	77	77	77	78	79	80	80

（待续）

通过身高百分位排列的第90和95百分位的1~17岁女孩的血压水平（续表）

年龄（岁）	血压百分位数*	身高百分位的收缩压（mmHg†）							身高百分位的舒张压（mmHg†）						
		5th	10th	25th	50th	75th	90th	95th	5th	10th	25th	50th	75th	90th	95th
11	90th	114	114	116	117	118	119	120	74	74	74	75	76	77	77
	95th	118	118	119	121	122	123	124	78	78	78	79	80	81	81
12	90th	116	116	117	119	120	121	122	75	75	75	76	77	78	78
	95th	119	120	121	123	124	125	126	79	79	79	80	81	82	82
13	90th	117	118	119	121	122	123	124	76	76	76	77	78	79	79
	95th	121	122	123	124	126	127	128	80	80	80	81	82	83	83
14	90th	119	120	121	122	124	125	125	77	77	77	78	79	80	80
	95th	123	123	125	126	127	129	129	81	81	81	82	83	84	84
15	90th	120	121	122	123	125	126	127	78	78	78	79	80	81	81
	95th	124	125	126	127	129	130	131	82	82	82	83	84	85	85
16	90th	121	122	123	124	126	127	128	78	78	79	80	81	81	82
	95th	125	126	127	128	130	131	132	82	82	83	84	85	86	86
17	90th	122	122	123	125	126	127	128	78	79	79	80	81	81	82
	95th	125	126	127	129	130	131	132	82	83	83	84	85	86	86

来源于美国儿童和青少年高血压教育项目工作团队，2004。

* 百分位血压由单次测量决定。

† 身高百分位由标准身高曲线决定。

项目	结果

疼痛评估

当儿童不能使用自我疼痛评估工具时，可用 FLACC 疼痛评估量表（面部表情、腿的状态、动作、哭闹、可安慰度）观察疼痛行为

见下面的 FLACC 图表：

异常：儿童有疼痛行为，如哭闹、肢体扭动、不安静、表情痛苦和很难安抚

类别	得分		
	0	1	2
面部	无特别的表情或笑脸	偶尔抽动或皱眉，表情冷漠	频繁皱眉，紧握下颌，下巴颤抖
双腿	正常体位或放松的	不安宁的、紧张的	踢腿或上抬双腿
动作	安静躺下，正常体位，活动自如	前后扭动，肌肉紧张	呈拱形或僵直或跛行
哭闹	无哭闹（醒着或睡眠时）	呻吟，偶尔抱怨	持续哭闹，尖叫或哭泣，总是抱怨
安抚	情绪稳定放松	能被偶尔的抚摸、拥抱或交谈安抚	很难安抚

FLACC 评分原则

面部

得分 0　患者有放松的表情，并有正常的眼神交流，对周围环境感兴趣

得分 1　患者有担忧表情，皱眉毛，半闭着眼睛，脸颊上抬并嘴角紧缩

得分 2　患者有很深额纹，闭着眼睛，张开嘴巴，口鼻周围有很深的条纹

双腿

得分 0　肌张力和运动正常

得分 1　患者肌张力有增高，肌强直或肌紧张；患者有间断的肢体弯曲和伸长

得分 2　患者肌张力高，双腿拉直，放大的肢体屈曲和伸长，并震颤

行为

得分 0　患者可自由轻松走动，正常活动或停止活动

得分 1　患者变换体位，不敢行走，想保护自己，躯干紧张，以及压住身体的某个部位

得分 2　患者固定一个姿势摇摆，左右摇头或不停摩擦身体某部位

哭闹

得分 0　患者无论醒着或睡着均无哭泣

得分 1　患者偶尔呻吟、哭泣、啜泣、叹气

得分 2　患者不停呻吟、哭闹、嘀咕啜泣

安抚

得分 0　患者很平静不需要安抚

得分 1　患者可通过抚摸或交谈 30 秒到 1 分钟得到安抚

得分 2　患者需要持续的安抚或根本就无法安抚

行为得分解释

每项得分 0～2 分，总分为 0～10 分

0=放松及感到舒适	4～6=中等疼痛
1～3=轻度不舒服	7～10=非常不舒服或感到疼痛或更难受

测量无法口头表达疼痛的儿童有关面部、腿、动作、哭闹和可安慰度的行为疼痛量表（FLACC）。(From Merkel et al. 1997)

项目	结果

对于无法口头表达疼痛的大一些的儿童和成年人,使用不能口头表达疼痛的提示清单评价疼痛

体征	运动	休息
口头表达——通过呻吟、咆哮、啜泣、哭闹、喘气或叹气等非言语的疼痛表达		
面部愁眉苦脸和抽搐——皱眉、眯眼、咬嘴唇、伸长下巴、咬紧牙齿、扭曲的表情		
支撑——在活动时,抓住或持有扶手、床、茶几或疼痛的部位		
躁动——持续或间断的变换体位,摇摆,间断或持续的手臂活动,不能保持平静		
按摩——按摩疼痛部位		
口头埋怨——用类似于"哦""痛"来表达疼痛;在活动时,说脏话,或大声抗议,如"停下来"或"足够了"		
总分		
说明:0=没有观察到这些行为;1=即使短暂的运动或休息时,观察到这些行为。总分为 0~5		

不能口头表达疼痛患者运动和休息时的疼痛提示清单。(From Feldt, 2000.)

第 3 章

精神状态

检查工具

- 熟悉的用品(硬币、钥匙、回形针)
- 纸和笔

检查

通过与患者的互动过程评估被检者的精神状态。着重观察被检者警觉性、定向力、情绪、认知以及复杂的精神行为过程(包括学习、感知、判断力以及记忆力等)。

对于没有表现出明显认知、情感、行为异常的被检者,可对其进行精神状态筛查。从以下几个方面收集信息。

外表和行为   **情绪稳定性**
外形   心境和心情
情绪   思维过程和内容
肢体语言

认知能力   **说话和语言**
意识状态   声音
记忆力   构音
注意力   逻辑性
判断力   连贯性
         交流能力

当觉察到被检者的反应或行为有异常时,询问家属,患者其是否在以下情况中出现问题:记得重要的约会或事件,付账,独立购买食物或衣服、服药,行走或驾驶的时候迷路,在日常生活中做决定,反复问同样的问题(Maslow 和 Mezey,2008)。

项目	结果

精神状态和语言类型

观察外表和行为

- **外表**

  异常：不讲卫生；不关注外表；以前穿着得体者表现出相对季节、性别或场合的异常穿着

- **精神状态**

  正常：一般表现为友好、合作的；对于所谈论的话题表现出适当的情绪状态

  异常：行为表现出不关心，淡漠，缺失同情心，异常的顺从、暴躁、易激惹、易怒

- **身体语言**

  正常：直立姿势和眼神接触（文化条件允许情况下）

  异常：瘫坐姿势，缺少面部表情，过多的活动，或者经常性地对周围事物表示警惕

- **意识状态**

  正常：对人物、时间和地点定位准确；对问题和环境刺激表现出适当的反应

  异常：对于人物、时间和地点定位异常。言语缺少逻辑性、不连贯或者不适当，或者没有言语反应

调查认知能力

- **简易智力状态评估量表**

  嘱患者记忆并复述 3 个不相关的词语（如红色、盘子和牛奶）。让患者画出一个带有数字的钟面，然后告诉患者一个时间点，嘱其用手在钟面上指出该时间。3 分钟以后，再次让患者复述之前的 3 个词语。能够正确复述前面每个词得 1 分。

  正常：患者能够准确记忆 3 个词语。所画钟面的数字在正确的位置，并且能够用手指出相应的时间

  异常：得分≤2 分，则提示有痴呆可能

项目	结果
每答对一个词语记 1 分。所画钟面的数字靠近边缘、在正确位置并且能够在钟面上准确指出相应的时间,记 2 分,共 5 分(Doeflinger,2007)	
● **简易精神状态检查**(MMSE) 　　用此检查内容来量化认知功能。详见 http://www.minimental.com/ 了解检查内容	正常:26~30 分。21~25 分为临界分数 异常:≤20 分提示痴呆
● **测试** 　　用该测试从整体上(动机、警觉性、注意力、短期记忆和解决问题的能力)评价患者的精神状态。让患者对以下四类分别列举 10 条:水果、动物,颜色或城市。每列举出 1 项得 1 分,共 40 分(Chopardetal,2007)	正常:得分≥25 分。患者能够正确分类、计算和记忆 异常:得分<15 分。当得分为 15~24 分时,需考虑是否有精神状态异常、文化、教育或社会因素
● **类比法** 　　让患者描述类比法:从简单到复杂 　　●桃子和柠檬,大海和湖泊,小号和长笛, 每一组的两个词有什么相似性 　　●发动机对飞机来说, 好比桨对什么? 　　●杂志和电话簿, 或者灌木和树木,有什么区别?	正常: 当患者具有平均水平智商,对答正确 异常:无法描述相似点或不同点
● **抽象推理** 　　让患者解释寓言、谚语或隐喻的含义 　　●小洞不补,大洞吃苦 　　●双鸟在林,不如一鸟在手 　　●滚石不生苔	正常: 当患者具有平均水平智商,能够给出正确的解释 异常:无法给出正确的解释

项目	结果
● 让患者不用纸和笔进行简单的计算	正常:能够在 1 分钟以内完成计算,并且只有少数的错误
● 50-7, -7, -7, … 直到等于 8	异常:无法计算
● 50+8, +8, +8, … 直到等于 98	
● 书写能力	异常:拼写、字符或书写错误;倒写,或书写不协调
让患者写出自己的名字、家庭住址或其他指定的短语(若患者不识字,可画图形或符号代替——三角形、圆圈、正方形、花朵、房屋或者钟面)	
● 运动技能	
嘱患者进行梳头发或涂口红等动作	异常:没有瘫痪,但是难以完成动作
● 记忆力	
即时记忆:让患者重复刚刚听到的一句话或者一串数字	正常:即时记忆,能够重复听到的话或者数字(从前向后 5~8 个数字,倒过来 4~6 个数字)
近期记忆:向患者展示 4 个或 5 个物品,或者对有视力障碍的患者用不同的声音告诉其 4 个词语(例如地毯、虹膜、长凳和财务),10 分钟后让其回忆	近期记忆:能够记住所示物品
远期记忆:询问患者一些可以验证答案的问题(例如母亲的姓名,所读高中的名称,公共基础课的科目)	远期记忆:能够回忆过去的事件
	异常:记忆力异常。即时记忆和近期记忆缺失,远期记忆保留
● 注意力持续	
嘱患者完成一系列的指令(例如脱掉所有的衣服,穿上病服,坐在检查台上),或者拼写"世界",分别正向和逆向拼写。进行计算也可以检测其注意力	正常:完成相应的指令
	异常:容易走神、困惑或拒绝执行相关指令

项目	结果
● **判断力** 　观察 　● 患者是否尽到社会或家庭相关的义务,对未来有何打算 　● 患者如何应对假定的情景(例如,贴有邮票的信件,或者在亮红灯的十字路口过马路被制止)	正常:能够评估相关情节并且做出适当的反应;能够得体处理家庭和工作事宜 异常:表现出不合时宜的行为或其行为具有危险性

观察患者语言表达

项目	结果
● **语态**	正常:音调有起伏,讲话清晰有力,能够提高音量和音调 异常:喉部发音困难或不适,快慢不均,音节不清,字音模糊,或语调改变
● **清晰度**	正常:发音准确,语言流畅,明确表达思想 异常:发音模糊,发音困难,或出现口吃、重复语言等
● **理解力**	正常:能够遵循第一步、第二步的指示
● **连贯性**	正常:能够准确表达意图或情感 异常:赘述,持续语言,思维奔逸,思维散漫,胡言乱语,创造新词,语音联想,模仿语言,或者可能由心因性疾病引起的异常声音、语言犹豫、遗漏、不适当构词、赘述、新词、节律异常或词语顺序异常可能提示失语症

项目	结果
评价情绪稳定性 ● **情绪和感受** 　　询问患者感受如何,心情是否会影响到日常生活,或者其是否曾经有过艰难的时光或经历	正常:在特定环境表现出适宜的情绪 异常:无反应的、无助的、易激惹的、有进攻性的、暴躁的、欣快、烦躁、情绪波动很大
● **抑郁筛查的问题** 　　● 近两周来有没有感觉压抑、情绪低落或无助 　　● 近两周来是否对于很多事件失去兴趣	正常:对于 2 个或其中 1 个问题给予否定答案 异常:对 2 个问题均给出肯定的答案则代表需要针对抑郁症状(例如,乏力、注意力缺失或焦虑不安)进行进一步检查

让患者根据近两周的感受选择最恰当的选项

1. 你是否对每天的生活感到满意	是 / 否
2. 你是否放弃了很多日常活动以及以前的爱好	是 / 否
3. 你是否感觉生活空虚	是 / 否
4. 你是否经常感觉无聊	是 / 否
5. 你是否在大多数时间感觉有精力	是 / 否
6. 你是否害怕会有不好的事情发生	是 / 否
7. 你是否在大多数时候感觉开心	是 / 否
8. 你是否感觉无助	是 / 否
9. 相比出门去尝试新鲜的事物,你是否更加愿意待在家	是 / 否
10. 你是否感觉和大多数人相比自己记忆力很差	是 / 否
11. 你是否感觉活着就是一种幸福	是 / 否
12. 你是否感觉自己的生活没有价值	是 / 否
13. 你是否感觉精力充沛	是 / 否
14. 你是否对现在的处境感到绝望	是 / 否
15. 你是否感觉身边绝大多数的人都比你优秀	是 / 否

评价标准如下:
选择是的问题:2、3、4、6、8、9、10、12、14 和 15。
选择否的问题:1、5、7、11 和 13。
每答对一题得 1 分,总得分超过 5 分提示抑郁。
Geriatric Depression Scale(From Sheikh and Yesavage,1986)。

项目	结果
● **思维过程和内容** 　　● 询问患者是否有强迫行为、恐惧感或罪恶感	正常:思维过程流畅,具有逻辑性

项目	结果
● 询问患者是否有重复行为、检查、再检查的强迫观念(或通过观察患者行为判断)	异常:思维过程缺少逻辑性或想法不现实;思维中断。强迫观念,强迫行为,恐惧症,过度焦虑影响日常生活,妄想
● 观察患者讲话的语序、逻辑性、连贯性和相关性	
● 患者是否有夸大妄想、被外力控制妄想?是否感觉到被监控、跟踪、被害或偏执	
● *感知扭曲和幻觉*	异常:感觉幻觉——听见声音,看见生动图像或影子,闻到异常气味,感到皮肤上有虫爬过
● 询问患者是否有不是因外界刺激引起的感觉	
● 这些感觉什么情况下出现	

鉴别诊断要点

主诉	结果
痴呆	
忘记重要事件,在熟悉环境中走丢,无法独立购物、准备食物、服药;情绪改变(抑郁,无法形容的愤怒,焦虑或易激惹),淡漠	记忆力、社会职业技能、独立生活能力下降;语言表达能力下降;认知能力进行性恶化
谵妄	
突然发生的记忆力和注意力下降,情绪波动,活动增多或减少	神志改变;害怕、多疑;语言散漫、没有相关性、缺乏逻辑性;错觉、幻觉和妄想;症状夜间明显

项目	体征
抑郁 感到伤心、无助,感觉自己没有价值;兴趣缺失;失眠或过多睡眠;食欲明显增加或减退;可能经历生活压力事件,身体健康状态差	情绪改变,过度伤感、焦虑、敏感;注意力减退,犹豫不决,思维迟缓
躁狂 情绪持续高涨,活动过多,过度自信,对自身能力评价过高	爱讲话,过多运用押韵、双关语言,或者思维奔逸;注意力、判断力、社会职业能力、人际交往能力下降;夸大妄想或被害妄想
焦虑 过度焦虑,影响到正常的生活、工作和社交。惊恐发作(心悸、大汗、震颤、头晕、恶心、胸痛、腹部不适等)、噩梦、回避、注意力下降、睡眠差	心动过速,出汗,震颤,注意力下降,强迫性程序化行为

典型病例

主诉:66 岁,女性患者,丈夫诉其记忆力下降。患者于上周在当地购物中心迷路。曾经厨艺精湛,而近几个月无法完整准备食材或遵循食谱。需要在他人帮助下服药。患者认识所有的家庭成员,并且能与其正常交谈。

结果:该女性患者穿戴整洁,与之交流顺畅,对简单问题回答正确。当问到一些历史问题时,常常向丈夫求助。能够完成一步的指令,完成两步指令时,需要提醒。即时记忆和近期记忆下降,远期记忆正常。计算力下降。简易智力状态评估量表评分=2 分,测试评分=14 分。

儿科检查注意事项

检查

项目	结果
精神状态	
借助家长对婴儿精神行为的印象协助判断。问卷由家长填写（例如，年龄阶段问卷，父母对患儿精神发音状态评分），作为有效的筛查工具	正常：婴儿对父母的声音做出反应，对周围事物有注意力，哭闹时，可安抚 可以引发患儿社交性微笑；发出咿呀声或者相应年龄阶段该有的语言 儿童可遵循相应的指令 异常：无反应，无法安抚，好战或昏睡

鉴别诊断要点

项目	结果
智力低下	
运动、语言发育迟缓，认知能力和近期记忆力低下	学习能力差，缺乏动机
自闭症	
与他人无眼神接触，不与他人分享自身经历；行为重复或古怪，对某物全神贯注；运动发育正常	语言和社交能力低下，语调异常，错置人称代名词，无意义的押韵；缺乏对他人的感知力
注意力缺陷/多动症	
注意力时间短暂、易分散，坐立不安，不停活动，破坏性行为，讲话过多，易怒；多种上述行为问题	活动增多，难以完成指令，学校表现差

第 4 章

营养和生长发育

检查工具

- 以毫米为最小测量单位的测量尺
- 身高体重秤
- 婴儿秤
- 2 岁以下儿童身长测量装置
- 儿童身高测距仪
- 计算器
- 皮褶厚度计

检查

项目	结果

人体测量学

测量身高和体重

- **估计理想体重**

  大骨架的受试者估计体重增加 10%；小骨架的受试者减少 10%

  正常

  女性：1.5m 估测体重 45kg，每增加 0.3m，就增加 2.25kg

  男性：1.5m 估测体重 47.7kg，每增加 0.3m，增加 2.7kg

- **计算重量变化百分比**

  $$\frac{以往体重-目前体重}{以往体重}\times100$$

  异常：一周内体重减轻≥1%~2%，1 个月为 5%，3 个月为 7.5%，6 个月为 10%

- **计算体重指数**（BMI，单位为 kg/m²）

  正常：男性和女性的 BMI 为 18.5~24.9

  异常：BMI<18.5 定义为营养不良

  BMI 为 25~29.9 定义为超重

  BMI 为 30~39.9 定义为肥胖

  BMI≥40 定义为极度肥胖

项目	结果

测量腰围

代表内脏脂肪。受试者取站立位，在呼吸动度最小时，利用测量尺沿髂嵴的最高点测量腰围。

正常：男性：腰围<1.016m
女性：腰围<0.889m

异常：当男性腰围>1.016m 和女性腰围>0.889m，Ⅱ型糖尿病、高血压和心血管疾病的风险增加。

计算腰臀周长比

测量脂肪分布的另一种方法。用测量尺在肋弓下缘和髂嵴之间的中点绕腹部一圈测量的腰围长度除以在臀部的最宽处测量的臀围长度，即为腰臀周长比

正常：男性<0.9，女性<0.8

异常：男性>1.0 和女性>0.85 表示中心体脂分布增加，以及肥胖相关的疾病风险增加

确定每日饮食是否充足

24 小时膳食调查

要求受试者完整地回顾 24 小时内摄取的食物和饮料。询问关于食物制作的内容、分量、饮用含糖饮料的量以及盐或者其他添加剂的使用等具体问题。根据 2010 年的美国膳食指南，在美国农业农村部 ChooseMyPlate.gov 网站上有一个非常有用的小工具，依照食物分类记录每日摄入的食物和饮料（谷物、蔬菜、水果、乳制品和含蛋白质的食物。www.supertracker.usda.gov/default.aspx）

正常：食物盘的组成成分有一半的水果和蔬菜、一半的谷物和蛋白质。水果、蔬菜、谷物和蛋白质的每日推荐量依据个体的年龄、性别、体力活动的程度确定。在 ChooseMyPlate.gov 网站上可查询到相应的推荐

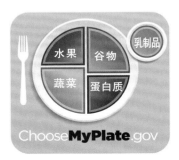

美国农业农村部：ChooseMyPlate，2013，http://www.choosemyplate.gov

项目	结果

确定每日营养是否充足

估计需求的能量

利用健康成年人的真实体重
利用肥胖患者的修正体重

估计纤维素摄入

能量	kCal/kg
体重减轻	25
体重维持	30
体重增加	35
高代谢/营养不良	35~50

（1Cal=4.18J）

估计脂肪摄入

每克脂肪提供 9 卡路里的热量；在富含脂肪的鱼类、动物和某些植物产品中含量丰富；脂肪分为饱和脂肪酸、反式脂肪酸、单一不饱和脂肪酸和多不饱和脂肪酸

正常：每日消耗的热能中的 20%~35% 由脂肪提供

估计蛋白质摄入

每克蛋白质提供 4 卡路里的热量；蛋白质存在于所有动物和植物中

正常：每日消耗的热能中的 10%~35% 由蛋白质提供；每日供给量（RDA）的目标是成年女性 46g/d 和成年男性 56g/d

估计碳水化合物摄入

每克碳水化合物提供 4 卡路里的热量；分为简单（糖类）和复杂（淀粉和纤维）碳水化合物

正常：每日消耗的热能中的 45%~65% 由碳水化合物提供，优先来自复合碳水化合物

正常：推荐的每日纤维素摄入量：成年女性为 25g，成年男性为 38g；1~18 岁儿童为 14~31g

项目	结果

特殊内容

测量上臂围(MAC)

在右上臂肩峰至鹰嘴连线的中点处将测量尺紧贴皮肤绕上臂一周测量上臂围,把测量值记为最近的 5mm。该内容通常与测量三头肌皮褶厚度(TSF)合用计算上臂肌围(MAMC)

正常:介于相应年龄人群正常值的10~95th 之间
异常:<10th 或者>95th

上臂围、上臂肌围和肱三头肌皮褶厚度的标准值

百分比	男性		女性	
	55~65 岁	65~75 岁	55~65 岁	65~75 岁
MAC(cm)				
10th	27.3	26.3	25.7	25.2
50th	31.7	30.7	30.3	29.9
95th	36.9	35.5	38.5	37.3
MAMC(cm)				
10th	24.5	23.5	19.6	19.5
50th	27.8	26.8	22.5	22.5
95th	32.0	30.6	28.0	27.9
TSF(mm)				
10th	6	6	16	14
50th	11	11	25	24
95th	22	22	38	36

From Frisancho(1981).

项目	结果

测量肱三头肌皮褶厚度(TSF)

　　让受检者将右臂弯曲在一个合适的角度,在右臂后面找到鹰嘴和肩峰的连线中点,并做一水平标记,再垂直该线做一标记。放松受试者手臂,检查者拇指和示指提起在该垂直标记附近的肱三头肌皮肤和皮下组织约为 1/2 附近。将皮褶厚度计夹起该处皮褶并在皮褶回落前快速读数。重复测量两次并取平均数,读数精确到毫米。该方法通常与测量上臂围(MAC)合用算上臂肌围(MAMC)

正常:介于相应年龄人群正常值的 10~95th 之间

异常:<10th 或者>95th(见 31 页的表格)

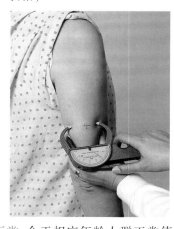

测量内容

$$MAMC=\{MAC(mm)-[3.14 \times TSF(mm)]\}$$

将结果与表中标准值进行比较

生物化学测量

获得以下生化指标

血红蛋白
血细胞比容
人血白蛋白
转铁蛋白饱和度
血糖
三酰甘油
胆固醇
高密度脂蛋白(HDL)胆固醇
胆固醇/HDL 比值
低密度脂蛋白(LDL)胆固醇
血红蛋白 A_1c
血清叶酸

正常:介于相应年龄人群正常值的 10%~95%

异常:<10%或者>95%(见 31 页的表格)

正常:根据具体的实验室参考值而定

鉴别诊断要点

项目	体征
肥胖 过量的热量摄入,体重增加,体力活动减少,近期生活方式改变,近期有压力,使用药物	体重指数(BMI)。超重:25~29.9,肥胖:30~39.9,极度肥胖:≥40;过量脂肪分布在胸部、臀部、大腿;可能出现条纹或者黑棘皮症
厌食 利用控制体重的方法(例如,主动拒食,洗胃催吐,减肥药,滥用泻药,使用利尿剂等);可能过量的运动、异常的进食习惯等	体重不能维持在同年龄身高人群的标准值的 85%,BMI≤17.5;皮肤变干、毛发变细、指甲变脆、心动过缓、体温变低、直立性低血压、肌肉和皮下脂肪减少;可能出现低血糖、肝酶升高和甲状腺激素分泌异常等
暴食症 平均一周出现两次暴食行为事件,之后,使用各种方式(例如,呕吐、泻药、利尿剂等)来促排已进食的食物;胃胀、饱腹、腹痛、心烧灼感	体重可能正常、偏低或者超重;皮肤粗糙、蛀牙、腮腺肿大;可能出现代谢性碱中毒、低钾血症、唾液淀粉酶分泌增加等

不同营养缺乏的症状和体征

器官/系统	症状/体征	缺乏的营养物质
眼睛	结膜干燥症	维生素 A
	角膜软化	维生素 A
	毕脱斑	维生素 A
	角膜血管翳	核黄素
消化道	恶心、呕吐	维生素 B_6
	腹泻	锌、烟酸
	口腔炎	维生素 B_6、核黄素、铁
	唇干裂	维生素 B_6、铁
	舌炎	维生素 B_6、锌、烟酸、叶酸、维生素 B_{12}、核黄素、维生素 C、蛋白质

(待续)

不同营养缺乏的症状和体征(续)

器官/系统	症状/体征	缺乏的营养物质
	恶心、呕吐	维生素 B_6
	腹泻	锌、烟酸
	口腔炎	维生素 B_6、核黄素、铁
皮肤	干燥、鳞屑	维生素 A、必需脂肪酸、锌
	瘀点、瘀斑	维生素 C、维生素 K
	毛囊角化病	必需脂肪酸、维生素 A
	鼻唇皮脂溢	烟酸、维生素 B_6、核黄素
	过敏性皮炎	烟酸、锌
头发	脱发	锌、必需脂肪酸
	易拔掉	蛋白质、必需脂肪酸
	肤色暗淡	蛋白质、锌
	螺旋形头发	维生素 C、维生素 A
	色素脱失	蛋白质、铜
四肢	皮下脂肪丢失	热量
	肌肉失用性萎缩	热量、蛋白质
	水肿	蛋白质
	骨软化、骨痛、佝偻病	维生素 D
	关节痛	维生素 C
神经系统	定向力障碍	烟酸、维生素 B_1
	虚构	维生素 B_1
	神经病变	维生素 B_1、维生素 B_6、铬
	感觉异常	维生素 B_1、维生素 B_6、维生素 B_{12}
心血管系统	充血性心力衰竭、心脏扩大、心动过速	维生素 B_1
	心肌病	硒

典型病例

主诉:男性,45 岁,过去的 5 年体重稳步增长,前来进行营养咨询和制订减肥计划。每天按时进食三餐,正餐之间加餐点心:在家吃妻子准备的早餐和晚餐,在单位吃中餐(快餐)。饮用含糖饮料,每天一或两罐含糖苏打水。不进行常规锻炼。无进食记录。生活方式无变化;中度压力。

结果。身高为 173cm。体重为 90.9kg,占理想体重的 123%;BMI 为 30.5;肱三头肌皮褶厚度为 20mm,在正常范围的 90th;上臂肌围为 26.5cm,在正常范围的 25th;腰围为 1.067m;臀围为 1.041m;腰臀周长比为 1.02;每日摄入 2200 卡路里可适当减肥。

儿童检查注意事项

检查

项目	结果
人体测量学	
生长评估 测量婴儿和 2 岁以内儿童体长和体重 2 岁以上的小孩计算 BMI 对儿童受试者使用生长图表 (见 www.cdc.gov/growthcharts)	正常:儿童的体长或身高和体重增加依循生长增长曲线。体长或身高和体重具有相似的人群百分位数。除年龄外,BMI 也遵循一定的增长趋势
测量头围 该方法适用于婴儿和 2 岁以下的儿童。将测量软尺紧贴皮肤,从左侧眶上突出部位经过枕骨结节最高点绕头一周测量头围	异常:头围<第 3 百分位数,或者增加速度超过相应年龄的参考值
估计需求的能量 ● 患儿	正常:脂肪摄入:1~3 岁,每日摄入正常能量的 30%~40%;4~18 岁,每日摄入正常能量的 25%~35%;蛋白质摄入:1~3 岁,每日摄入正常能量的 5%~20%;4~18 岁,每日摄入正常能量的 10%~30%

第 **5** 章

皮肤、毛发、指甲

检查工具

- 厘米尺(灵活、清晰)
- 带透色器的手电筒
- 手持放大镜(不是必需的)
- 伍德灯(用于观察荧光损伤)

检查

项目	结果
皮肤	
对全身进行全面检查	
尤其是不暴露的部位	正常:在身体不同区域存在肤色差异。在阳光暴露和无阳光暴露区域存在肤色差异 异常:损伤
检查身体每个部位皮肤和黏膜	
● 颜色/均匀性 检查巩膜、结膜、口腔黏膜、舌头、嘴唇、甲床和手掌	正常:整体均匀——深褐色到浅褐色,有粉红色或黄色的色调。晒黑区域,膝盖和肘部周围皮肤发黑。在深色皮肤患者中,指关节较深,手掌和足底较浅。在焦虑和兴奋时,血管区域皮肤呈粉红色或红色

项目	结果

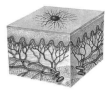

蜘蛛痣——红色的痣体旁有放射状排列的蜘蛛腿样毛细血管；压迫中心部可消失
病因：肝病、维生素B缺乏、特发性

紫癜——直径>0.5cm的红紫色变色斑
病因：血管内缺陷、感染

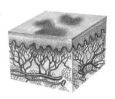

静脉星——淡蓝色蜘蛛样，呈星或不规则形状；压迫中心部不消失
病因：浅表静脉压力增高

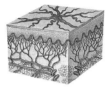

瘀点——直径<0.5cm的红紫色变色斑
病因：血管内缺陷、感染

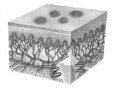

毛细血管扩张——细、不规则红线
病因：毛细血管扩张

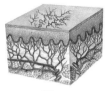

瘀斑——大小不一的红紫色变色斑
病因：血管壁缺陷、肿瘤、血管炎

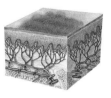

毛细血管瘤（鲜红斑痣）——红色不规则斑块
病因：皮肤血管扩张

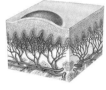

皮肤颜色改变

颜色	病因	分布	常见疾病
棕色	黑色素变深	广泛	垂体、肾上腺、肝脏疾病、痣、神经纤维瘤病
白色	色素缺失	广泛	白化病
		局限	白癜风
红色(红斑)	皮肤血流增加	局限	炎症
		广泛	发热、病毒疹、荨麻疹
	血管内红细胞增加	广泛	红细胞增多症

（待续）

皮肤颜色改变(续)

颜色	病因	分布	常见疾病
黄色	胆汁色素沉着增加(黄疸)	广泛	肝脏疾病
	胡萝卜素沉着增加	广泛(巩膜除外)	甲状腺功能减退,摄入含胡萝卜素蔬菜增加
	氧合血红蛋白下降	广泛	贫血、慢性肾病
蓝色	不饱和血红蛋白增加所致二次缺氧	唇、口、甲床	心血管疾病和肺疾病

项目	结果
	色素痣、无纹、斑点、胎痣
	正常:不典型增生、癌前病变,或癌变痣、黄褐斑
	非色素沉着皮肤,广泛性或局限性皮肤颜色改变,血管性皮肤病变、血管病变
● **厚度**	正常:厚度改变(薄处如眼皮,厚处如反复摩擦处),手和脚上的老茧
	异常:萎缩、角化过度症、鸡眼
● **对称性**	正常:双侧对称
● **洁净度**	正常:干净
皮肤触诊	
● **湿度**	正常:极少的汗水或油脂,很明显的手掌、头皮、前额、腋窝出汗增多(与运动、环境、肥胖、焦虑、兴奋相关)
	异常:潮湿的皱褶部位
● **温度** 用手掌或手指背侧触诊	正常:从冷到热、双侧对称

项目	结果
● 质地	正常：光滑、柔软、平坦。因粗糙衣物、寒冷环境或肥皂导致的粗糙 异常：广泛的或播散性的粗糙度
● 肿胀和活动性 　轻捏前臂或胸骨部位皮肤，并松开	正常：有弹性 异常：提起的皮肤不能迅速回位

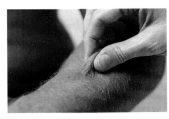

病灶的检查和触诊

● 大小
　大小的测量
● 形状
● 颜色
　用伍德灯查看荧光病变
● 温度觉
● 质地
　透视检查有无液体的存在
● 突起/凹陷
● 带蒂
● 分泌物
　注意颜色、气味、量和病变一致性
● 排列
　病灶呈环形、成片、线性、弓形或弥漫性排列
● 位置/分布
　检查病灶广泛/局限，以及身体部位、模式或分散/融合

异常：见第 40~43 页的表格

原发性皮肤病变

类型	举例

斑疹

平的、限定范围内的皮肤颜色改变，直径<1cm

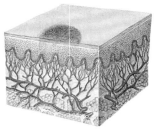

崔斑、平痣、瘀点、麻疹、猩红热

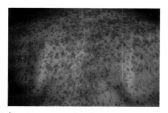

麻疹。(From Hockenberry and Wilson, 2007)

丘疹

高于皮肤的、硬的局限性皮肤区域，直径<1cm

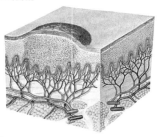

疣、升高的痣、扁平苔藓

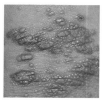

扁平苔藓。(From Westonetal, 1996)

斑片

平的、不可触及的、形状不规则的斑块，直径>1cm

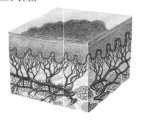

白癜风、葡萄酒色斑、蒙古斑、牛奶咖啡斑

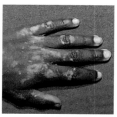

白癜风。(From Westonetal, 1991)

(待续)

原发性皮肤病变(续)

类型	举例

斑块

高于皮面的、硬的、直径>1cm 平顶的
粗变病灶

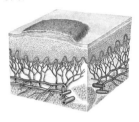

银屑病、脂溢性皮炎、日光性角化病

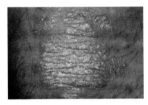

斑块。(From James et al,2000)

风团

高于皮面的不规则形状皮肤水肿;固
态,一过性;大小不一

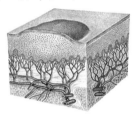

昆虫叮咬、荨麻疹、过敏反应

风团。(From Farraretal,1992)

结节

高于皮面、硬的局限性病灶;比丘疹累
及更深的真皮;直径为 1~2cm

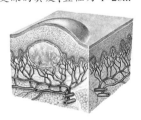

结节性红斑、脂肪瘤

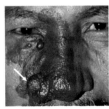

肥厚性结节。(From Goldman and
Fitzpatrick,1994)

(待续)

原发性皮肤病变(续)

类型	举例

肿瘤

高于皮面的硬性病灶；可能分明或不分明；累及真皮层；直径>2cm

肿瘤、良性肿瘤、脂肪瘤、血管瘤

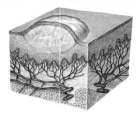

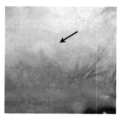

血管瘤。(From Weston et al, 1996)

水疱

高于皮面,局限性,表浅,未累及真皮层;其内装满浆液;直径<1cm

水痘、带状疱疹

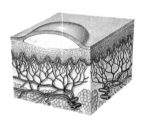

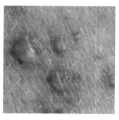

水痘引起的囊泡。(From Farraretal, 1992)

大疱

直径>1cm 的囊泡

水疱、寻常型天疱疮

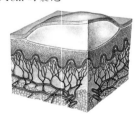

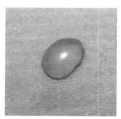

水疱。(From White, 1994)

(待续)

原发性皮肤病变(续)

类型	举例

脓疱

高于皮面的浅表病灶；类似于水疱，但
　其内装满脓液

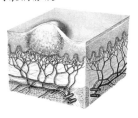

脓疱疮、粉刺

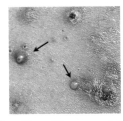

痤疮。(From Weston et al, 1996)

囊肿

高于皮面、局限性的、有包膜的病灶；
　累及真皮层或表层；其内装满液体
　或半固体状物质

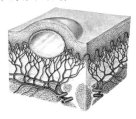

皮脂腺囊肿、囊肿性痤疮

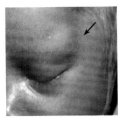

皮脂腺囊肿。(From Westonetal, 1996)

毛细血管扩张

由血管扩张所致的细的不规则红线

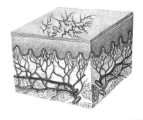

酒渣鼻的毛细血管扩张

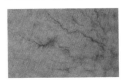

毛细血管扩张。(From Lemmi and
Lemmi, 2000)

项目	结果

毛发

检查全身的毛发

● **颜色**

正常：浅金色到黑色和灰色，可有因冲洗、烫染所致的改变

● **分布/数量**

正常：毛发分布在头皮、下脸部、颈部、鼻孔、耳部、前胸部、腋窝、背部、肩部、胳膊、腿、暴露部位及乳头周围。头皮毛发脱落见于成年男性、肾上腺雄激素性女性型脱发的成年女性

异常：局部或广泛的毛发脱失、炎症或瘢痕。断裂的缺失的毛干。多毛症的妇女

质地的触诊

正常：粗的或细的，卷曲的或直的，有光泽的，光滑的，有弹性的。细毫毛覆盖全身；粗毛发见于头皮、耻骨上区、腋窝和男性的胡子

异常：干燥、脆性

指甲

检查指甲

● **颜色**

正常：不同的粉色及透明度，深皮肤的色素沉积，白色斑

异常：黄色或绿色——黑色的颜色改变，弥漫性变暗，浅色皮肤的色素沉积，纵行的红色、棕色、白色条纹或白色带

白色、黄色或绿色的色调，蓝色甲床，蓝黑变色

项目	结果
● 长度/排列/对称性	正常：不同的形状，光滑平坦/略凸,边缘光滑,圆形 异常:锯齿状的破碎的或啃咬状的边或角质层,脱皮,指甲缺失
● 洁净度	正常:干净、整洁 异常:蓬乱的
● 嵴和珠状	正常:纵嵴和珠状 异常:纵嵴和沟与扁平苔藓横行的沟、起伏和凹陷,点蚀

甲盖的触诊

● 质地/坚硬度/厚度/完整性	正常:坚硬、光滑、厚度均匀 异常:变厚或变薄
● 与甲床的连接性 　常规挤压大拇指指甲与手指进行检查	正常:连接紧密 异常:分离、湿软的甲床

甲床角的测量

让患者将双手手指前端背靠在一起检查	正常:成 160°角 异常:杵状指

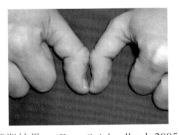

预期结果。(From Spicknalletal,2005)

检查和触诊指甲近端和侧褶

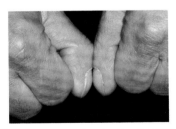

杵状指。(From Spicknalletal,2005)

异常:红、肿胀、脓、疣、囊肿、肿瘤、疼痛

鉴别诊断要点

主诉	结果

湿疹性皮炎

痒或不痒;特应性皮炎患者常报告过敏史(过敏性鼻炎、哮喘)

急性期:红斑,瘙痒,流分泌物的囊泡;亚急性期:红斑与结垢;慢性期:厚、苔藓样变、瘙痒性斑块

特应性皮炎:儿童期,病灶分布于皮肤皱褶部、颈背部、四肢的背侧。青少年期和成人期,苔藓斑块分布于皮肤皱褶部、头部和颈部

毛囊炎

伴瘙痒或轻微不适的丘疹和脓疱急性发作;可能存在深毛囊炎引起的疼痛

初始病灶是一个位于毛囊口的直径为 1~2cm 的小脓包，其内可有一根毛发穿过。脓疱可能被炎症或结节性病变包绕。脓疱破裂后,形成结痂

足癣(脚气)

瘙痒

丘疹、脓疱、水疱、红斑、痂;可能继发细菌感染。可用显微镜在 KOH 溶液浸泡的皮肤刮取物中查找菌丝

酒渣鼻

常见诱因:日晒,寒冷的天气,突然的情绪变化,热饮料,辛辣的食物和饮酒

毛细血管扩张、红斑、丘疹和脓疱,特别在面部中央;鼻赘可能发生

带状疱疹

暴发前的 4~5 天常出现疼痛、瘙痒或烧灼感

红、肿的斑块或囊泡沿条状分布

主诉	结果
基底细胞癌 持续性疼痛或未愈合的病变，结痂，瘙痒	珍珠状或半透明的结节；可为粉红色、红色、白色、棕色、黑色或棕色，伴稍隆起的边界和中心的结痂压痕
鳞状细胞癌 不断扩散的持续性疼痛或未愈合的病变，结痂和(或)出血	高于皮面生长，但中央凹陷，疣状生长，边界不规则的鳞屑状红色斑块，开放性疼痛
恶性黑色素瘤 发生改变或正在改变的新痣或已经存在的痣；黑色素瘤病史，发育不良痣或不典型痣；恶性黑色素瘤家族史	特征性不对称，不规则边界，变化多端的颜色，正在长大或>6mm（参见第 49~50 页的内容）
多毛症 女性面部、身体及暴露部位终末毛发生长呈男性样分布	雄激素敏感部位厚的深色的终末毛发的存在：面部、前胸、乳晕、外生殖器、上/下背部、臀部、大腿内侧及腹部
甲沟炎 急性期：指甲外伤史或操作创伤史；急性发病。慢性期：反复接触水分，如反复洗手 初期进展缓慢，出现压痛和轻度肿胀	外侧和近端指甲褶皱发红、肿胀、压痛，表皮下脓液引流术，急性或慢性(伴指甲起皱)
甲癣 黄色，摇摇欲坠的指甲	当角化过度的碎片堆积时，远端甲板变黄色或白色，导致指甲从甲床分离 指甲刺穿侧甲襞而长入真皮层处出现发红、肿胀

儿科精神状态检查注意事项

检查

项目	结果
皮肤	
检查新生儿手、脚的皮肤褶皱	正常:褶皱的数量可提示新生儿的成熟度;胎龄越长,褶皱越多 异常:单条横穿掌心的皱褶常见于唐氏综合征的婴儿

鉴别诊断要点

主诉	结果
脂溢性皮炎	
厚的头皮鳞或全身皮疹	头皮、耳朵、颈部厚的黄色的贴壁结痂
脓疱病	
通常位于面部的病灶,痒、烧灼感	蜂蜜色的结痂或破裂的囊泡
汗疹(痱子)	
家长报告在给婴儿脱衣时发现的皮疹	覆盖区域的不规则红色斑疹
水痘	
发烧、头痛、喉咙痛、全身不适	在一个小时内变成水疱的瘙痒性皮疹
德国麻疹(风疹)	
发烧、感冒、喉咙痛、咳嗽	颊黏膜的麻疹黏膜斑;广泛的淡粉红色到红色斑丘疹

典型病例

主诉

皮肤:面部、躯干、四肢的暗红色斑丘疹,右脸颊的大荨麻疹风团,没有脱落或继发感染,膨胀弹性,皮肤均匀、温暖、干燥,无水肿。

毛发:卷曲、黑色、厚的女性分布格局。质地粗糙。

指甲:不透明的、短、整齐、均匀、无畸形,指甲床呈粉色,甲床角为160°,无发红、渗出或周围的褶皱肿胀,无触痛。

恶性黑色素瘤 ABCD(见图示)

需警惕恶性黑色素瘤的特征性表现

A.病变不对称:一个痣或胎记一半与另一半不匹配

B.边界:边缘是不规则的、粗糙的、有缺口或模糊的。色素可以从边界流出。

C.颜色:全身皮肤颜色不一样,可能有不同深浅的棕色或黑色,有时有红色、白色或蓝色的斑片

D.直径:直径>6 mm(约橡皮大小)或不停地长大

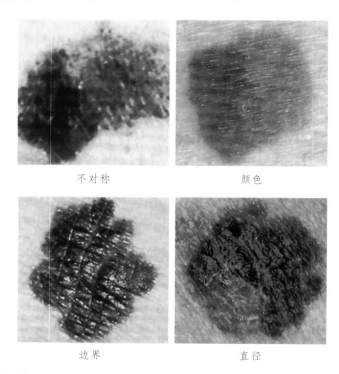

不对称　　　　　　　　　　颜色

边界　　　　　　　　　　　直径

第 6 章

淋巴系统

检查工具

- 以厘米为最小测量单位的测量尺
- 皮肤记号笔

检查

在对其他部位进行检查的同时,通过视诊和触诊,检查同一区域的淋巴系统以及脾脏。如果触及肿大的淋巴结,要注意相应淋巴回流区域有无感染或恶性变,注意其他部位淋巴结有无肿大。

可进行视诊和触诊的淋巴结	
越浅表的淋巴结,越容易触及	锁骨上淋巴结
"颈部淋巴结链"	上肢
腮腺和咽后淋巴结(扁桃体)	腋窝淋巴结
下颌下	肱骨内上髁(肘)淋巴结
颏下	下肢
舌下(面部)	腹股沟上浅淋巴结
颈前浅	腹股沟下浅淋巴结
颈后浅	偶尔可触及腘窝淋巴结
耳前和耳后淋巴结	
枕部淋巴结	

项目	结果

头颈部

视诊可见的淋巴结

询问被检者是否察觉到有肿块

异常:水肿、红疹、红色条纹或损伤

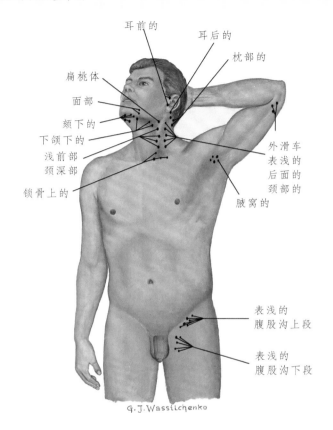

耳前的

耳后的

枕部的

扁桃体

面部

颏下的

下颌下的

浅前部
颈深部

锁骨上的

外滑车
表浅的
后面的
颈部的

腋窝的

表浅的
腹股沟上段

表浅的
腹股沟下段

G.J.Wassilchenko

触诊浅表淋巴结；记录其大小，以及有无粘连、移动度、硬度及皮肤温度

让被检者低头或将头偏向一侧，用示指、中指和无名指的指腹轻柔触诊

- 枕部淋巴结在颅骨底部
- 耳后淋巴结在乳突后
- 耳前淋巴结在耳前
- 腮腺和咽后淋巴结在下颌角
- 下颌下淋巴结在下颌角和下颌尖
- 颏下淋巴结在下颌尖的后部

正常：淋巴结不易触及

异常：触及增大、变软、发红或脱色、固定、表面粗糙、发炎或发热的结节；血管增多

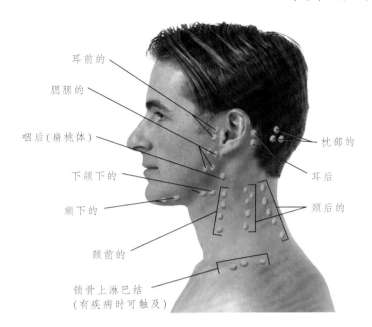

耳前的

腮腺的

咽后(扁桃体)

下颌下的

颏下的

颈前的

锁骨上淋巴结
(有疾病时可触及)

枕部的

耳后

颈后的

颈部

- 颈浅淋巴结在胸锁乳突肌
- 颈后淋巴结沿着斜方肌的前缘
- 颈深淋巴结沿着斜方肌的前缘
- 锁骨上区域

　　嘱被检者将头转向同侧并举肩,检查者用手指钩住一侧的锁骨在锁骨上窝滑动触诊

正常:淋巴结不易触及

异常:触及增大、变软、发红或变色、固定、表面粗糙、发炎或发热的结节;皮肤表面血管增多

异常:触及 Virchow 淋巴结

注意:易触及锁骨上窝淋巴结,提示恶性病变可能

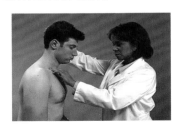

腋窝

视诊可见的淋巴结

询问被检者是否察觉到有肿块

异常:水肿、红疹、红色条纹或其他皮损

触诊浅表淋巴结的大小，有无粘连、移动度、硬度及皮肤温度

用指尖和手掌有力地、细心地、温柔地滑动触摸。试将手指滑动至淋巴结下方

腋窝淋巴结

检查者一只手握住被检者的前臂，另一只手的四指并拢并稍弯曲，伸入腋窝，直达腋窝顶部，用手指指腹向上推动，然后手指向下并慢慢来回移动手指，轻柔地触摸胸壁和腋窝的软组织。沿胸壁探查腋窝尖部、内壁和外壁；检查上臂上表面的外侧面；检查腋窝的前壁和后壁。用同样方法检查对侧腋窝

正常:淋巴结不易触及

异常:触及增大、变软、发红或变色、固定、表面粗糙、发炎或发热的结节、血管增多

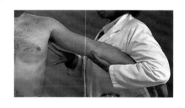

其他部位淋巴结

视诊可见的淋巴结

询问被检者是否察觉到有肿块

异常:水肿、红疹、红色条纹或其他皮损

触诊浅表淋巴结的大小，以及有无粘连、移动度、硬度及皮肤温度

全面触诊各个部位，以打圈的方式移动手指，轻柔探查

正常:淋巴结不易触及

异常:增大、变软、发红或变色、固定、无光泽、发炎或发热，血管增多

● **肱骨内上髁淋巴结**

一只手托起被检者肘部,用另一只手检查。手指以打圈方式移动,并在肱二头肌和肱三头肌之间的间隙内进行滑动触诊

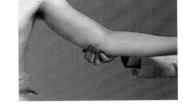

● **腹股沟部位**

被检者取仰卧位, 双腿弯曲。腹股沟上浅淋巴结(股骨)靠近腹股沟管。腹股沟下浅淋巴结在腹股沟深部

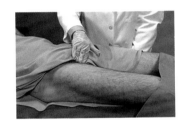
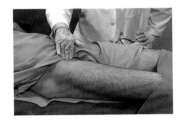

● **腘窝淋巴结**

双膝弯曲,使腘窝松弛。检查者的手包绕膝盖向后,用手指滑动触诊腘窝

鉴别诊断要点

主诉	结果
急性淋巴管炎	
疼痛、不适、发热可能	红色条纹(细纹的踪迹)可能沿着淋巴液收集管。炎症区域皮肤变硬,检查部位的远处可能存在相关感染,尤其是趾间,触诊需轻柔

非霍奇金淋巴瘤

无痛性淋巴结增大、发热、体重下降、夜间盗汗、腹痛或腹胀

淋巴结可能位于颈后三角，或相互粘连成团并越界至颈前三角的淋巴结，质地坚硬通常易辨认

霍奇金淋巴瘤

颈部淋巴结进行性无痛性增大，通常不对称

有时淋巴结粘连成团，大多固定，几乎都有弹性

EB 病毒感染

咽炎、发热、疲劳、不适

常常伴有脾大或出疹。大多能触诊到淋巴结，一般是散在分布，较常见于颈前和颈后淋巴结链。淋巴结质地坚硬程度不一，有时比较柔软

幼儿急疹（人类疱疹病毒–6）

发热，通常为高热并持续 3~4 天；有时可出现轻微的呼吸系统症状

枕部和耳后有散在分布的质地坚硬的淋巴结

单纯疱疹

皮肤烧灼、瘙痒感，淋巴结增大

唇部和牙龈的散在溃疡，高热，颈前和下颌下淋巴结增大。淋巴结逐渐固定、大多分散、可移动、柔软

人类免疫缺陷病毒/获得性免疫缺陷综合征（HIV/AIDS）

严重乏力、不适、虚弱、持续性腹泻、关节痛

淋巴结病，发热，不明原因的体重下降

相关术语

疾病

淋巴结病——增大的淋巴结

淋巴结炎——有炎症且增大的淋巴结

淋巴管炎——输送一个部位感染的淋巴管的炎症;柔软的红斑条纹扩展到感染部位的附近;区域内的淋巴结可能也比较柔软

淋巴水肿——由于淋巴引流异常,淋巴液于组织间隙过量累积导致水肿

淋巴管瘤——先天性的淋巴管扩张畸形

淋巴结

似弹九——小且不柔软的淋巴结,似皮下有铅弹

波动感——当触诊淋巴结时,感到似波浪式的运动

成团——部分淋巴结融合,作为整体被推动

刺激淋巴结增大的疾病

淋巴管瘤

血管瘤(海绵状,红蓝色,取决于血管瘤侵犯的大小和原因)

鳃裂囊肿(有时有颈部小孔延伸至手)

甲状舌管囊肿

喉囊肿

食管憩室

甲状腺肿

格雷夫斯病

桥本甲状腺炎

腮腺肿胀

儿科检查注意事项

检查

项目	结果
头颈部	
触诊浅表淋巴结	
● *颅骨底部的枕部淋巴结*	正常:儿童枕部和耳后的淋巴结
● *乳突后的耳后淋巴结*	较小、固定、分散、坚硬、不易
	推动
其他淋巴结	
触诊浅表淋巴结	
● *腹股沟和腘部*	正常:儿童腹股沟的淋巴结小、固
	定、分散、坚硬、易推动

典型病例

主诉:女性,25 岁,自诉 3 天前出现吞咽困难及喉部疼痛,目前症状较前缓解。发热 38℃持续 2 天。已使用对乙酰氨基酚和喉片减轻疼痛。

结果:视诊未见肿大淋巴结。触诊左颈后三角可触及增大的淋巴结(直径为 2cm):固定、坚硬、可移动、表面皮温不高、红肿或水肿。触诊双侧颈后三角和双侧腹股沟上前区,可触及一些像弹丸样的淋巴结。

第 7 章

头颈部

检查工具

- 卷尺
- 水杯
- 听诊器
- 透射仪

检查

嘱患者取坐位。

项目	结果
头面部	
观察头位	正常：垂直、居中、静止
	异常：歪斜、水平颤动或摆动、抽动、点头
面部特征	
● *形状*	正常：因人种、性别、年龄、体格而异
分别于静止、活动及表情时观察眼睑、眉毛、眼裂、鼻唇沟、口唇形态	异常：形状改变（包括：水肿、肿胀、粗糙、眼球突出、多毛、表情减少、多汗、苍白、色素改变）
● *对称性*	正常：轻微不对称
注意有无偏侧、局部不对称	异常：面神经麻痹或瘫痪
颅骨和头皮	
● *大小/形状/对称性*	正常：左右对称
● *头皮*	异常：皮损、擦伤、触痛、寄生虫或

- 从前额到枕部依序分开头发
- 头发

　　需特别关注耳后区、发际线、头顶

头部和头皮触诊

- 对称性

　　从前向后轻柔旋转式触诊

头发触诊

- 质地/颜色分布

颞动脉触诊

　　注意颞动脉走向

听诊颞动脉颅骨和眼球上

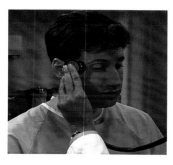

唾液腺

- 对称性/大小

　　如有不对称则进行触诊,嘱患者张口并按压唾液腺导管看有无分泌物

颈部

颈部视诊

- 对称性

　　分别在正常位置、仰头和吞咽时检查,寻找颈前三角和颈后三角的标志

虫卵、脱屑

正常:双侧颞部发际线后移或男性秃顶

异常:斑秃或全秃

正常:对称、平滑、骨连续性好,偶可触及矢状嵴

异常:切迹或凹陷

正常:柔顺、对称分布

异常:分叉、粗糙、干燥、易断、纤细

异常:变厚、变硬、触痛

正常:无杂音

异常:不对称、肿大、触痛、分散结节

正常:胸锁乳突肌和斜方肌双侧对称

异常:不对称、斜颈、短颈、颈后区皮肤皱褶异常增大、颈静脉怒张、颈动脉突出、水肿

● 气管

　　分别在通常位置、稍微伸展和吞咽时检查

正常:居中
异常:有肿块

颈部活动度

　　嘱患者屈颈、伸颈、转颈、侧弯颈

正常:柔软
异常:疼痛、头晕、活动受限

颈部触诊

● 气管

　　在下颈段分别将拇指放在气管两侧,对比两侧斜方肌和胸锁乳突肌之间的间隙

正常:气管居中
异常:气管偏左或偏右

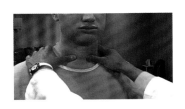

● 舌骨/甲状腺/环状软骨
　　嘱患者做吞咽动作

正常:平滑、随吞咽上下移动
异常:触痛

● 气管软骨环
　　嘱患者做吞咽动作

正常:清晰
异常:触痛

● 气管牵曳征
　　嘱患者头部后仰,于甲状腺峡部下方以拇指和示指置于气管内侧触诊

异常:牵线征,有搏动

淋巴结触诊

● 大小/连续性,活动度/质地

异常:肿大、触痛、固定、柔软

触诊甲状腺

- **对称性**

　　嘱患者后仰,从前面和侧面观察甲状腺,再嘱患者做吞咽动作进行观察

异常:不对称、肿大、甲状腺明显可见

- **大小/形状/轮廓/连续性**

　　站在患者前面或后面嘱患者微微低头并向被检查侧稍微倾斜,轻柔地触诊甲状腺峡部及侧叶,嘱患者做吞咽动作

正常:小而平滑,随吞咽动作上下移动,右侧叶可比左侧叶大25%,腺体质韧有弹性

　　检查甲状腺侧叶时,坐在患者前方,用一手拇指轻轻将气管推向对侧,另一手示指、中指在胸锁乳突肌后缘向前推挤甲状腺侧叶,拇指在胸锁乳突肌前缘触诊,配合吞咽动作,感觉腺体的移动

异常:肿大、结节(平滑或不规则,质软或硬)、粗糙、颗粒感

异常:有杂音

　　重复检查另一侧

　　如有腺体肿大则需用听诊器进行听诊

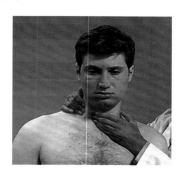

鉴别诊断要点

主诉	结果

黏液性水肿

　　认知功能受损、思维缓慢、注意力不集中、近期记忆力下降、社会功能退缩、精神活动功能迟滞、抑郁、情感淡漠

　　呆滞、水肿、皮肤变黄、毛发粗糙和稀疏,颞侧眉毛脱失、眶周水肿、巨舌、甲状腺功能减退(见第66页的表格)

Graves 病

　　甲状腺功能亢进的表现

　　心悸、怕热、体重下降、疲倦、食欲增加、心动过速

　　弥漫性甲状腺肿大、甲状腺功能亢进。表现:眼部(突眼、眼睑退缩、两眼直瞪、惊恐表情)、皮肤(细腻湿润、毛发细软)、骨骼肌(肌无力)、心脏(心动过速)(见第66页的表格)

头痛

头痛是最常见的主诉之一，同时也是最常见的患者自行用药的疾病之一。并非所有头痛均为良性。若头痛为持续性，程度剧烈，反复发作，需引起重视。有时，引起头痛的病因可能为致命性疾病，如颅内肿瘤。头痛也会影响到日常生活，主诉和体格检查对明确病因同样重要。不同类型的头痛鉴别成人如下：

特点	经典型偏头痛	药物依赖性头痛	丛集性头痛	高血压性头痛	紧张性头痛	颞动脉炎	占位性病变
发病年龄	儿童	成人	成人	成人	成人	老年	不限年龄
部位	偏侧或整个头部	全颅弥漫性	单侧	双侧或双枕部	单侧或双侧	单侧或双侧	局部
持续时间	数小时至数天	数小时	30分钟至2小时	数小时	数小时至数天	数小时至数天	频率迅速增加
发作时间	早晨或夜间	均为停药后数小时至数天	夜间	早晨	任何时间通常为上午或下午	任何时间	醒时
疼痛性质	搏动性或跳痛	钝痛或跳痛	强烈的烧灼样、刀劈样、钻顶样	跳痛	束带感、紧箍感	跳痛	
先兆	模糊的神经症状（性格改变、液体潴留、食欲下降）	每日使用止痛药	性格改变、睡眠障碍	无	无	无	随咳嗽、弯腰等动作加重

（待续）

头痛（续）

特点	经典型偏头痛	药物依赖性头痛	丛集性头痛	高血压性头痛	紧张性头痛	颞动脉炎	占位性病变
	明确的神经系统事件（暗点、失语、偏盲、闪光）						
诱发因素	经期、饥饿、避孕药、压力突然释放	突然停药	饮酒	无	压力、愤怒、磨牙	无	与当时肿瘤发展阶段相关
发作频率	每周 2 次	每日逐渐增加	每晚发作数次，持续数晚后突然停止	每日发作	每日发作	每日发作	持续进展
性别	女性	女性	男性	均等	均等	均等	均等
其他表现	恶心、呕吐	替代药物或预防用药均无法控制症状	流泪、流涕	通常逐渐减轻	无	无	呕吐、意识模糊、异常神经系统体征、步态异常、视盘水肿、眼震

甲状腺功能亢进与甲状腺功能减退

受累系统或结构	甲状腺功能亢进	甲状腺功能减退
一般情况		
体温	偏低	温暖
体重	减轻	增加
情绪	紧张、易激惹、精力充沛	淡漠、血毒、无兴趣
毛发	纤细、脱发,无法保持卷发	粗糙、易断
皮肤	温暖细腻,受压处有色素沉着	粗糙、干燥、脱屑
指甲	薄而易断,可有指甲剥离	厚
眼	双侧或单侧突眼、眼睑退缩、复视	眶周水肿
颈部	甲状腺肿大、疼痛、颈部增粗	无改变
心脏	心动过速、心律失常、心悸	无特殊改变
胃肠道	肠蠕动增加,罕见腹泻	便秘
月经	月经少、闭经	月经过多
神经肌肉	进行性肌无力,尤其是近端肌	疲乏,但肌力正常

儿科检查注意事项

检查

项目	结果

头面部

头皮触诊

- **对称性**
  婴儿行颅骨透照

正常:2 岁之前的儿童头围较胸围长 2cm

异常:头围较胸围长度>2cm

- **颅骨**

正常:婴儿后囟在 2 个月时闭合,前囟在 12~15 个月时闭合

异常:触痛、可压陷、局部凹陷、水肿、膨隆、囟门下陷

(待续)

（续）

● **头皮**

正常：可移动

异常：固定、局限于一侧或跨越中线的隆起

颅骨叩诊

正常：颅门未闭的生理表现为，麦克尤恩征，额骨、颞骨、颈骨的结合处叩诊产生的响声增大

异常：麦克尤恩征可能提示脑转移、水肿或颅门闭合后的产生颅内压升高

颞动脉听诊

正常：血管杂音在 5 岁前较常见

颈部

甲状腺触诊

● **对称性**

正常：部分儿童可触及

异常：触痛

典型病例

　　头：正中直立位，头颅外形正常、对称、光滑无畸形。面部对称。泪腺无发炎、压痛。双侧颞动脉搏动可见，触诊柔软，无压痛及血管杂音。

　　颈：气管居中，无颈静脉或颈动脉怒张。甲状腺可触及，质韧、平滑、无肿大。甲状腺和环状软骨随吞咽动作上下移动，无肿块及压痛，无血管杂音。颈部活动范围正常，活动时，无不适。

第 8 章

眼

检查工具

- Snellen 视力表、Lea 对比度视力表、Landolt C 视力表或 HOTV 字母视力表
- 眼罩、纱布或遮眼板
- Rosenbaum 或 Jaeger 近视力卡
- 笔形手电筒
- 棉絮丝
- 检眼镜

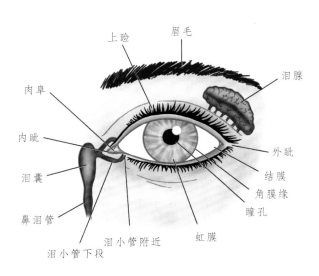

检查

叮嘱患者坐下或站起。

项目	结果

视力

分别测单眼视力

● *远视力*

采用 Snellen 视力表、Landolt C 视力表或 HOTV 字母视力表。如需测量矫正视力则应先测量裸眼视力,分别记录读数

正常:在矫正或裸眼情况下,采用近视力表或远视力表单眼视力均为 20/20

异常:近视、弱视、远视

● *近视力*

采用近视力表

正常:视力为 20/20

异常:视野受限:颞侧<90°,鼻侧<60°,上方<50°,下方<70°

● *周边视野*

从外向内移动手指,分别测量鼻侧、颞侧、上方及下方的区域

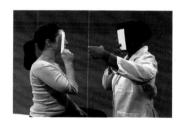

眼眶周围检查

眉

● *形状/长度*

正常:拉伸时变细

异常:颞侧过短

● *质地*

异常:粗糙

眶部

异常:水肿、与年龄不相符的肿胀、眼眶下部组织松弛、睑黄瘤

眼睑

● *位置*

异常:外翻或内翻

- **睁眼、闭眼力量**
  　　嘱患者轻微闭眼、用力闭眼及
睁眼

正常:睁眼时,上睑部分覆盖虹膜

异常:轻微闭眼时,有束颤,上睑下
　　垂,闭合不全

- **眼睑边缘**

异常:变薄、红肿、睑腺炎

- **睫毛**

正常:双侧对称,自然外翻

眼睑触诊

异常:结节

眼球触诊

正常:可轻微压向眶部而无明显不
　　适

异常:坚硬,向下压时,有抵触感

结膜和巩膜视诊

- **颜色**
  　　只有当怀疑有异物时,才检查
上睑结膜

正常:结膜清晰透明,巩膜为白色
　　用力睁大眼睛时,才可看到虹膜
　　上方的巩膜

异常:结膜充血水肿,巩膜呈黄色
　　或绿色,直肌附着的前面的巩膜
　　上有铁锈色沉着

- **外观**

异常:有分泌物、翼状胬肉、角膜老
　　年环、混浊

泪腺区

- **泪腺触诊**
  　　在内眦附近触诊眼球下缘,若
上睑颞侧饱满,则将上睑外翻检查
腺体

正常: 上下睑边缘均为中间凹陷,
　　边缘稍隆起

异常:腺体肿大、眼干

角膜反射
　　用棉絮丝轻触角膜

正常:双侧眨眼反射

外眼

- **角膜清晰度**
  　　将光线水平射向角膜

异常:新生血管形成

● **虹膜**　　　　　　　　　　　正常：虹膜纹理清晰可见，颜色一致

● **瞳孔大小/形状**　　　　　　正常：双侧等大等圆，形状规则

　　　　　　　　　　　　　　　异常：瞳孔缩小或散大，双侧瞳孔不等大，形状不规则

● **间接对光反射**　　　　　　　正常：当光线照射一眼时，双侧瞳孔同时收缩

● **瞳孔调节反射**　　　　　　　正常：看近物时，瞳孔缩小；看远物时瞳孔放大

● **瞳孔传入测试**　　　　　　　正常：瞳孔朝向光移动时放大，光照在上面时缩小

　　　　　　　　　　　　　　　异常：光照时，瞳孔持续放大

眼外肌

评估眼球活动度及肌肉协调性

● **眼球 6 个方向凝视检查**　　　正常：可见细微的水平眼震，眼球活动自如、到位、双侧协调

　　固定患者下巴，嘱患者注视手指或手电筒

　　　　　　　　　　　　　　　异常：持续性或节律性眼球震颤，巩膜从退缩的眼睑下暴露出来，眼球活动受限

上直肌（第 III 对脑神经）　下斜肌（第 III 对脑神经）　内直肌（第 III 对脑神经）　下斜肌（第 III 对脑神经）　上直肌（第 III 对脑神经）

外直肌（第 VI 对脑神经）　　　　　　　　　　　　　　外直肌（第 VI 对脑神经）

下直肌（第 III 对脑神经）　上斜肌（第 IV 对脑神经）　上斜肌（第 IV 对脑神经）　下直肌（第 III 对脑神经）

● **角膜光反射**

　　将手电筒置于患者鼻梁正前方 30cm 处,嘱患者双眼注视光源

正常:光点落在双侧瞳孔正中央

● **遮盖－非遮盖法**

　　当患者角膜光反射不对称时,嘱患者注视近物,遮盖一个眼睛,观察另一只眼睛,移去遮盖物再次观察非遮盖的眼睛是否移动。分别观察双侧眼睛

异常:遮盖或非遮盖眼移动

检眼镜检查

检查内眼

● **晶状体清晰度**

异常:混浊、浅前房,若存在浅前房则需避免散瞳

● **前房**

　　将光线从颞侧水平照射在角膜缘上,从鼻侧观察虹膜的光线

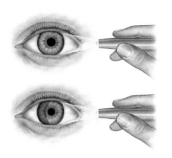

● **使用检眼镜进行检查**

　　嘱患者凝视远处物体,在距离眼睛 30cm 处将光线直接照射在瞳孔上,再将光线逐渐移向患者,观察

● **红光反射**(*视网膜红光反射*)

异常:混浊

● **眼底**

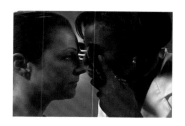

正常:因人种不同可为黄色或粉红色。在视盘边缘可见新月形或点状色斑(通常位于颞侧)

异常: 非视盘周围散在的色素沉着、损伤、玻璃膜疣、出血

● **血管**

　　分别追踪每个象限的血管,注意动静脉交叉处

正常:可见静脉搏动,动/静脉比例为 3:5 或 2:3

异常:动静脉交叉压迹、血管弯曲

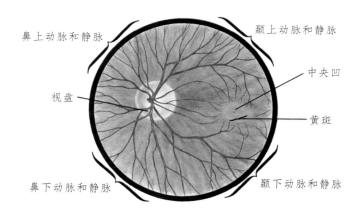

鼻上动脉和静脉　　　　颞上动脉和静脉

视盘　　　　　　　　　　中央凹

　　　　　　　　　　　　黄斑

鼻下动脉和静脉　　　　颞下动脉和静脉

● **视盘**

正常:因人种不同可为黄色或浅粉红色,边界清楚(特别是颞侧),直径约为 1.5mm

异常:神经纤维脱髓鞘、视盘水肿、青光眼杯吸法

● **黄斑**

　　让患者直接看光线

正常:中央为黄色,周边为深粉红色

鉴别诊断要点

主诉	结果
斜视（麻痹性或非麻痹性）	行遮盖–非遮盖试验时，眼
双眼无法同时聚焦	球运动。当遮盖正常眼时，斜视
非麻痹性斜视可分别聚焦	眼可聚焦于物体
巩膜外层炎	
急性起病，轻–中度的不适、畏	球结膜充血直径数毫米的
光，无痛性充血，伴或不伴水性分泌	淡紫色隆起
物	
白内障	
视物模糊、颜色变浅，看灯光时，	晶状体混浊，通常为中心
周围有光环	性，偶尔为周围性
糖尿病视网膜病变（单纯型或非增殖性）	
早期无症状，后期可表现为视	点状出血微动脉瘤、硬性渗
物模糊、变形、视力下降	出
糖尿病视网膜病变（增殖性）	
早期多无症状，后期可表现为	新生血管形成，视网膜脱
飞蚊症、视物模糊、进行性视力下降	离，眼底出血

儿科检查注意事项

检查

项目	结果
视力	
视力测量	
● **远视力**	**正常**：婴儿能够在 60°范围内注视
当儿童合作时，可采用 Lea 对	并追踪人脸或灯光的移动
比度视力表、Landolt C 视力表或	3~5 岁：≥20/40
HOTV 字母视力表，通常在 3 岁左	6 岁：≥20/30
右进行检查	
眼外肌	
评估肌肉的协调性以及眼球活动度	
与成人检查内容类似，必要时，需固定头部	

典型病例

眼：双眼非矫正视力均为 20/40，矫正后为 20/20，远视力为 20/20（Snellen 视力表）。视野正常（面对面检查），眼球活动到位，无眼震，角膜光反射对称。

双侧眼睑、眼球对称，无上睑下垂，眉毛正常，无水肿或损伤。

结膜红润，巩膜呈乳白色，无分泌物，角膜透明，角膜反射正常。巩膜呈棕色。双侧瞳孔等大等圆，对光反射正常，调节反射正常。

检眼镜检查：红光反射正常，视盘为淡红色，边界清楚，双眼颞侧可见色素沉着，视盘无静脉搏动，动/静脉比例为 3:5。无动静脉交叉压迫、出血及渗出，双眼黄斑为黄色。

第 9 章

耳鼻喉

检查工具

- 带气动附件的耳镜
- 音叉(512~1024Hz)
- 鼻镜
- 压舌板
- 手套
- 纱布
- 笔形电筒、鼻窦透照镜,或者耳镜的灯

检查

嘱患者取坐位。

项目	结果

耳

检查耳廓和耳后乳突区

检查外侧和中部表面以及周围组织

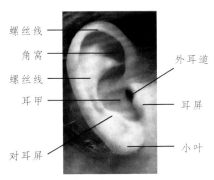

螺丝线 — 角窝 — 螺丝线 — 耳甲 — 对耳屏 — 外耳道 — 耳屏 — 小叶

耳廓的标志点。

- **大小/形状/对称**

正常:家族性变异,大小相等的耳廓和相同的外观、达尔文结节

异常:不同大小或构造,菜花耳和其他畸形

● 损伤

异常:痣、囊肿或其他损伤,结节或结节瘤

● 颜色

正常:和面部皮肤一样的颜色

异常:发蓝、苍白、深红色

● 位置

　　从内眼角至枕骨部最突出的突起画虚线

正常:在耳廓的顶部或高于水平线;耳廓在垂直线上

异常:耳廓位置低于线(低点),不平等的对齐,后外侧角>10°

● 耳前区

正常:耳前凹陷,皮肤结节或光滑的皮肤

异常:在耳前开口,可见液体流出

● 外耳道

正常:无液体流出,无气味,耳壁粉色

异常:可见液体流出,为浆液状、血状或化脓性,有异味

触诊耳廓和乳突区

正常:结实且易变,折叠后能弹性复原;耳后或乳突区质地较硬。

异常:柔软,肿胀,有结节;牵拉耳垂时,有疼痛感

用耳镜检查外耳道

　　缓慢伸入耳镜的窥器内 1~1.5cm,从道口到鼓膜检查外耳道

正常:较小的具有各种颜色和纹理的耳屎;均匀的粉色耳壁;毛在外管的三分之一

异常:耳屎掩盖了鼓膜,有气味,有损伤,有液体流出,深红色,有异物

检查鼓膜

● 标志

　　改变光的方向观察整个鼓膜和环

正常:明显的标志(鼓膜凸、锤骨柄、光反射区)

异常:有裂口,标志不可见

● **颜色**　　　　　　　　　　　　正常:半透明、珍珠灰

异常:琥珀色、黄色、蓝色、深红、白
垩色或暗色,有白斑或浓密的白
色斑块,有气泡或液面

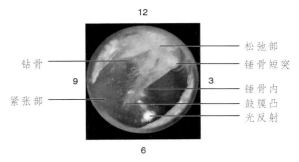

鼓膜。(From Barkauskas et al, 2001)

● **轮廓**　　　　　　　　　　　　正常:在鼓膜凸处稍有锥形凹陷

异常:突出(锥形更加明显,常伴骨
性标志缺失和扭曲的光反射)或
可伸缩(凹陷更加明显,常伴有
恶化骨标志和扭曲的光反射)

● **机动性**　　　　　　　　　　　正常:鼓膜内外移动

将窥器伸入耳道并用气动附　　异常:鼓膜不移动
件缓慢地施加正压(挤压球)和负
压(松开球)

听力评测

● **询问病史**　　　　　　　　　　正常:反应灵敏,回答正常

异常:需要多次重复提问;回答时,
语气单调,音量不稳定

● **声音轻柔**

　　嘱被检者用一只手指伸入一只耳朵来阻断听力,检查者站在离另一只耳朵 25~50cm 的地方对被检者小声说 3 个字母或数字组合(例如,3,T,9 或 5,M,2)。同样的,用不同的字母组合测试另一只耳朵

正常:被检者能准确复述出一半的数字和字母组合

异常:被检者不能复述所说数字或字母

● **韦伯试验**

　　将振动音叉的底部放置在头部中线处,堵住一只耳朵并重复此动作

正常:耳朵没有堵住时,两只耳朵听到相同的声音,堵住耳朵后,被堵住的耳朵听到更大的声音

异常:见第 81 页的表格

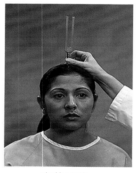

韦伯试验。

● **林纳试验**

　　将振动的音叉的底部置于颞骨乳突部,记录下声音消失的时间;然后迅速移动音叉到离耳道 1.25~2.5cm 并记录声音消失的时间。对另一只耳朵进行相同的测试

正常:空气传导声音至消失的时间是骨传导的两倍。

异常:见第 81 页的表格

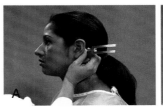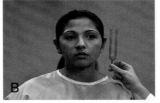

林纳试验。A：音叉抵乳突处；B：音叉运耳处。

音叉试验解释

	韦伯试验	林纳试验
正常值	没有偏差,但会偏向被检者堵塞的耳朵	空气传导所听到的时间为骨传导的两倍(林纳试验阳性)
传导性听力损失	偏向听力下降的耳朵,除非出现感音神经性损失	受影响的耳朵经骨传导听到的声音比空气传导长(林纳试验阴性)
感音神经性损失	偏向听力好的耳朵,除非出现传导性听力损失	受影响的耳朵经空气传导所听到的时间长于骨传导，但比例<2:1

鼻和鼻窦

检查外鼻

- **形状/大小**　　　　　正常：光滑的；鼻小柱在正中线,宽度不大于鼻孔的直径

　　　　　　　　　　　异常：鼻梁肿胀或凹陷；鼻软骨和骨头的位置有横向褶皱

- **颜色**　　　　　　　正常：与肤色一致
- **鼻孔**　　　　　　　正常：椭圆形；对称分布

　　　　　　　　　　　异常：不对称,狭窄的,有液体流出,吸气时,鼻翼扇动

触诊脊和鼻部软组织

在鼻弓的两边分别放置一只
手指,然后,轻轻地从鼻梁触诊到
顶

正常:坚固且稳定
异常:骨和软骨有位移,柔软的或
团块的

评估鼻孔的通畅性

在鼻子边上用手指堵住一个
鼻孔,让被检者通过鼻子呼吸。堵
住另一个鼻孔重复此行为

正常:无噪声的,呼吸通畅的
异常:呼吸有杂音,有堵塞感

检查鼻黏膜及鼻中隔

小心倾斜被检者的头并温柔
地在不过度扩张鼻孔的情况下伸
入内镜

● 颜色

正常:鼻黏膜和鼻甲成深粉红色,
有光泽
异常:鼻黏膜过红或前部出现过红
肿胀,鼻甲呈蓝灰色或浅粉色

● 形状

正常:鼻中隔靠近中线并且相当
直,前方比后方更厚;下中鼻甲
可见
异常:后鼻腔不对称,鼻中隔偏曲

● 状态

正常:在鼻中隔处可能有一层清晰
的液膜,在前庭可能有毛发;鼻
甲连贯坚硬
异常:有液体流出,流血,结痂,起
块或出现损伤;肿胀似沼泽的鼻
甲;鼻中隔穿孔;出现息肉

嗅觉

见第 19 章

检查额和上颌窦区

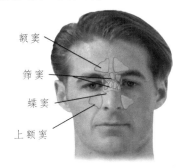

额窦

筛窦

蝶窦

上颌窦

鼻窦。

触诊额叶和上颌窦

　　用大拇指按压鼻子两边的额骨，用拇指、示指或中指触诊颧骨突起

口

闭口状态下触诊并检查嘴唇

　　让被检者抹去唇膏(合适时)。

● 对称性

● 颜色

● 状态

异常:鼻窦区域面部肿胀

正常:无触痛感

异常:触诊敏感、疼痛或肿胀

正常:休息和运动时水平与垂直方向均对称

异常:不对称

正常:浅肤色者呈现粉色，深肤色者颜色偏青，嘴唇与面部皮肤的界限明显

异常:苍白、青紫色或鲜红

正常:光滑

异常:干燥、起皮、嘴角有裂缝、肿胀、病变、斑块、囊泡、结节、溃疡，有圆形、椭圆形或不规则灰蓝色斑点

检查牙齿

● **咬合**

让被检者咬紧牙齿并微笑露出牙齿

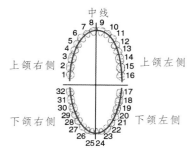

中线

牙齿咬合线和牙齿数。(From Miyasaki-Ching, 1997)

正常：上臼齿与下臼齿的槽啮合。前磨牙和犬齿可完全咬合。上门牙略前于下门牙

异常：咬合不正，上门牙突出(覆咬合)，下门牙突出，难以咬合

● **颜色**

正常：象牙色，染有黄色或棕色

异常：牙冠污点，有可能为龋齿

● **状态**

正常：32 颗牙齿，锚定坚固

异常：龋齿、牙齿缺少或脱落

检查颊黏膜

让被检者摘除所有口腔矫正器，然后，微微张开嘴，用压舌板和灯光检查

● **颜色**

正常：粉红色、深肤色者黏膜有斑状色块

异常：深色、发白或带粉色瘢痕

● **状态**

正常：光滑而潮湿，腮腺管呈发白的黄色或粉色，有福代斯斑

异常：附着有较厚的白色斑；有白色、圆形或椭圆形溃疡病变；腮腺管开口处有红点；腮腺管有结石或分泌液

触诊检查牙龈

佩戴手套进行触诊

● **颜色**

正常:粉色,有小点,深肤色者可能会颜色更深

● **状态**

正常:轮廓清晰,牙齿边缘均紧贴。孕期、青春期和服用某些药物时,会呈现牙龈肿胀

异常:发炎,肿胀,出血或义齿下牙龈出血;硬化,增生,敏感。牙齿与牙龈缘之间缝隙增大。牙齿边缘有碎屑

检查舌头

● **大小/对称性**

让被检者伸出舌头

正常:位于口腔正中,无自发性收缩

异常:萎缩,偏向一侧

● **颜色**

正常:暗红色

● **舌背表面**

让被检者伸出舌头并保持伸出状态

正常:潮湿并有光泽;舌前部:舌苔平整,上有乳头状凸起和小沟缝。舌后部:表面平滑,稍不均匀,有褶皱,黏膜较前部相比较薄

异常:平整、猩红、光滑、毛糙、肿胀、表层异物、溃烂、自发收缩、动作困难

● **舌腹侧表面和口底**

让被检者舌尖抵住上门牙背

正常:腹侧表面粉色光滑并在系带与毛缘折叠之间有大静脉。系带两侧均有明显的下颌下腺管

异常:难以触到上腭。肿胀,静脉曲张,舌下囊肿(黏液囊肿)

● **外侧边界**

　　用纱布包住舌头分别牵向两侧。刮红色或白色边缘除去食物残渣

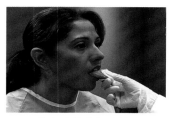

检查舌的外侧边缘。

触诊舌和口底

检查和触诊悬雍垂

　　让被检者向后仰头

● **颜色和解剖标志**

● **活动**

　　观察软上腭时,让患者说"啊"(尽可能压住舌头)

检查口咽

　　用压舌板压住舌头

● **扁桃体**

　　检查扁桃体支柱和两侧的扁桃体

异常:黏膜白斑病或其他固定的病变、溃疡

正常:光滑且质地均匀

异常:肿块、结节、硬化、溃疡或厚白色斑块

正常:硬腭(白色圆顶和横向皱褶)与粉色软腭连续。悬雍垂位于中间。硬腭的骨突出位于中间(环状腭突)

异常:腭上有结节,不位于中央

正常:软腭对称上伸,悬雍垂位于中央

异常:软腭双边不能同时上伸,悬雍垂偏向一侧。悬雍垂裂

正常:扁桃体,如果存在的话,与粉色的咽相连。扁桃体可能存在有细胞碎片和食物残渣的隐窝

异常:扁桃体生长于扁桃体支柱限制之外。扁桃体发红,肿大,覆有黏液

- **咽后壁**　　　　　　　　　　　正常:光滑,有光泽,粉色黏膜上有
　　　　　　　　　　　　　　　　　　一些小的不规则的淋巴组织斑
　　　　　　　　　　　　　　　　　　点和血管
　　　　　　　　　　　　　　　异常:扁桃体边有红色膨胀延伸到
　　　　　　　　　　　　　　　　　　中线以外。咽上黏着有发黄的
　　　　　　　　　　　　　　　　　　黏液

引起呕吐反射

　　让患者准备好,然后触碰两边　正常:两侧均有反应
的咽后壁　　　　　　　　　　　　异常:两侧反应不同或无反应

鉴别诊断要点

外耳炎、急性中耳炎、中耳积液的区别

体征与症状	外耳炎	急性中耳炎	中耳积液
初期症状	耳道瘙痒	突然发作,发烧,易怒,有堵塞感	有持续或短暂的哈欠声、吞咽声;无急性感染的现象
疼痛	耳廓活动或咀嚼时,剧痛	活动、睡眠或拉扯耳朵时,均会持续耳痛	不适,有鼓胀感
排泄物	水状,此后变脓性、黏稠,混有脓汁和上皮细胞;霉变并伴有恶臭	只有鼓膜破裂或通过鼓膜造孔或小管流出;恶臭	不常见
听觉	受分泌液和耳道肿胀影响,听力有所损失	由于中耳积脓导致听力损失	中耳积液导致听力损失
检查	外耳道呈红色,水肿,鼓膜被遮蔽	鼓膜上有明显的红斑;变厚或者发混,膨胀;限定运动至正压和负压,气液平面或水疱	鼓膜收缩或膨胀,呈微黄色;流动性障碍;出现气液平面或水疱

主诉	结果
外耳炎	
在水面下游泳,水一直充斥在耳道中	详见鉴别诊断要点(第 87 页)
中耳积液	
上呼吸道感染,耳朵感觉胀痛,听力受损	详见鉴别诊断要点(第 87 页)
急性中耳炎	
近期上呼吸道感染,耳朵疼痛或有压力,听力受损	详见鉴别诊断要点(第 87 页)
鼻窦炎	
上呼吸道感染恶化 5 天之后并且已患病 10 天以上,头痛、面部疼痛或有压迫感,牙齿痛,流鼻涕或充血,持续咳嗽	发热,鼻窦敏感,眼眶或鼻窦肿胀流脓鼻涕,鼻窦透照实验,不透明或阴暗
急性咽炎扁桃体炎	
喉咙痛,传导疼痛至耳部,吞咽困难,发烧,口臭,体感不适	扁桃体红肿,腺体中充满化脓的分泌物;淋巴结前颈肿大,上腭瘀血。
扁桃体周红肿	
吞咽困难,严重喉咙痛并扩散至耳部,发烧,身体不适	流口水,扁桃体和邻近的软腭单侧红肿,可能出现推进或者推出并取代悬雍垂;声音含糊不清,口臭,破伤风,淋巴结颈部肿大
咽后脓肿	
近期上呼吸道感染,脖子和下巴的疼痛转移至耳部,流口水,食欲不佳	发烧,休息不好,外侧颈部运动有疼痛,咽壁内侧扭曲呼吸窘迫,说话闷声闷气

口腔癌症

吸烟,无痛的口腔溃疡

舌外侧缘口腔面或其他部位黏膜溃疡性损伤(显红、白色),固定的肿块。当暂无牙周疾病时,牙齿松动;淋巴结颈部肿大

牙周病

牙龈红肿易出血,敏感;牙齿松动,对温度敏感

血小板和难以处理的东西处于牙齿表面, 在牙齿和牙龈边缘有深深的缝隙,牙齿松动、掉落、口臭

儿科检查注意事项

检查

项目	结果
耳	

检查鼓膜

对于婴儿期的患儿,拉下耳廓然后回正

正常:鼓膜可能因啼哭而呈红色。如果红色源于啼哭,则会消失

听力测试

评估对耳朵刺激的反应(棉纸,低语)。低语内容包括大鸟先生、唐老鸭和海绵宝宝等声音

正常:对于婴儿,见第 90 页表格。婴儿会一直朝向声源,幼儿会重复听到其低语

婴儿的正常听觉和言语反应

年龄	反应
出生到 3 个月龄	当听到很大的声音时会受到惊吓,醒来或啼哭;听到父母的声音变得安静;发出"哦"和"啊"等原音
4~6 个月龄	把头转向有趣的声音;移动视线到声音的方向但可能不能一直识别出声源的位置;对父母的声音作出反应;享受发出声音的玩具;开始不停地说很多语句、发出声音
7~12 个月龄	对自己的名字、电话铃声和别人的声音作出反应,即使音量不大;声音定位,听到任何位面上的声音,可将眼睛和头部转向声源;连续对发出几个字或长串字符的声音;开始模仿对话

Modified from American Speech Language and Hearing Association: How Does Your Child Hear and Talk, 2012. Retrieved from http://www.asha.org/public/speech/development/01.htm.

项目	结果

鼻子和鼻窦

检查鼻子是否通畅

使婴儿的嘴巴闭合,或者使其吮吸瓶子或橡胶奶头,按压一侧鼻孔观察其呼吸,然后按压另外一侧,观察呼吸模式。

正常:呼吸通畅;2~3 个月龄之前必须用鼻子呼吸

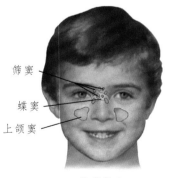

筛窦
蝶窦
上颌窦

儿童鼻窦。

嘴

口腔闭合状态下,视诊和触诊双唇

正常:6 周~6 月龄的婴儿会流口水,新生婴儿会吸乳

异常:6 月龄之后,儿童持续流口水

牙齿

要求被检儿童暴露牙齿

正常:6 岁时萌出 0~20 颗牙齿,6 岁时恒牙开始萌出

异常:胎生牙

检查颊黏膜

正常:婴儿期,无粘连性白斑

异常:婴儿期,有粘连性白斑

检查和触诊齿龈

正常:出生至两个月以内的婴儿有珍珠样潴留性囊肿

检查和触诊硬腭

正常:强吸吮,Epstin 珍珠在婴幼儿

异常:无硬腭或软腭裂

鉴别诊断要点

主诉	结果
唇裂,腭裂 吸乳困难,婴儿食物从鼻子流出,体重下降	单侧或双侧的唇裂,硬腭或软腭延伸至鼻腔

典型病例

主诉:55 岁男性,数月前出现听力障碍,表现为听到他人说话明显费力。因此无法与他人进行正常的电话交流,也无法与多人同时交流。患者于夜间睡觉时感觉两侧耳朵听见嗡鸣音。该患者耳朵或鼻腔无异物排出,无鼻窦炎,唇部无受损、无肿块,牙齿、喉咙无特殊不适,无头疼,未服用耳毒性药物。

结果

耳朵：外耳无肿块，无损伤或压痛。两侧外耳道均被耳垢阻塞。冲洗外耳道后，检查双耳骨骼标志和光反射，发现鼓膜呈珍珠灰、无充血、无损伤、无液体流动，会话听力恢复正常，可闻及低声细语。韦伯检查：双侧耳朵无明显差异；林纳检查：双侧耳朵感受到空气传导较骨骼传导快。

鼻：无排泄物或息肉，黏膜粉红色较湿润，鼻中隔居中。额窦、上颌窦无明显水肿。各鼻窦无压痛或触痛。

唇：颊黏膜湿润、粉红色、无受损。26 颗牙齿处于不同程度的修复状态。双侧未见第二大臼齿。齿龈粉红色、无松动。舌位于中线，无震颤和自发性收缩。咽喉处清洁、无红斑，扁桃体无分泌物，悬雍垂居中，咽反射正常，无声音嘶哑。

第 10 章

胸部和肺部

检查工具

- 手术罩
- 皮肤记号笔
- 直尺和卷尺
- 带铃的听诊器

检查

嘱被检者坐下,脱下上衣到腰部。

项目	结果
胸部和肺部	

检查前胸与后背

检查胸部标志点和标志线

项目	结果
● **大小/形状/对称性**	
● **标记**	正常:额外的乳头(可能是先天性发育异常的结果,尤其是白种人)
● **比较前后径和横径**	正常:可见肋骨、锁骨明显突出,胸骨平整且表面无多余组织。胸部不完全对称。前后径通常为横径的一半
	异常:桶状胸,胸廓向后侧或侧方偏离,鸡胸或漏斗胸
● **检查指甲、口唇、鼻孔**	异常:杵状指(通常对称、无痛;提示相关疾病,如遗传变性病等)、撅唇、喇叭形鼻翼

- **颜色**
  检查皮肤、口唇和指甲

- **呼吸**

异常：浅静脉曲张,口唇、指甲发绀或发白

异常：有恶臭

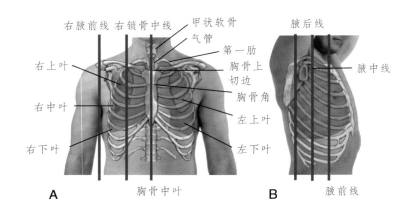

A

B

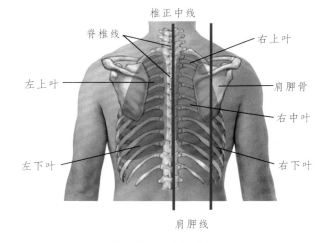

C

胸部标志点。A. 前胸部；B. 右侧胸部；C. 后胸部。

检查呼吸节律和频率

● 呼吸频率、节律和类型

正常:呼吸轻松、不费力。节律整齐。呼吸频率为 12~20 次/分钟。呼吸频率与心率比值约为 1:4

异常:呼吸困难,端坐呼吸,夜间阵发性呼吸困难,斜卧呼吸,呼吸急促,呼吸浅慢。辅助呼吸肌参与,出现三凹征

正常呼吸	平静、舒适呼吸,呼吸频率 20 次/分	空气滞留	呼气难度增加
呼吸徐缓	呼吸频率低于 12 次/分钟	潮式呼吸	呼吸幅度加深,间断性出现呼吸暂停
呼吸急促	呼吸频率超过 20 次/分钟	Kussmaul 呼吸	呼吸较快、深大、费力
呼吸过强	呼吸频率超过 20 次/分钟,深呼吸	叹息样呼吸	呼吸失去节律,间断性出现呼吸暂停
叹息样呼吸	频繁出现深大呼吸	Ataxic 呼吸	呼吸节律、深度失去规律

呼吸的类型。横轴表示不同类型呼吸的相对时长,纵轴代表呼吸深度。

● 吸气/呼气比值

异常:空气滞留,呼气延长

检查呼吸时的胸廓活动

● 对称性

正常:胸部扩张时,左右对称

异常:不对称。单侧或双侧膨出。呼气时,胸廓扩张

用耳朵听呼吸音

正常:通常是支气管肺泡音
异常:"捻"发音、喘鸣声、喘息声

触诊胸部的肌肉和骨骼

● **对称性/情况**

正常:双侧对称。胸腔有一定弹性,而
　　　胸骨和剑突相对固定,胸椎较固定
异常:触痛、压痛,胸廓膨隆、胸廓凹
　　　陷、胸廓异常活动、胸廓形态异常

● **胸廓扩张度**

正常:双侧对称
异常:胸廓扩张不对称

　　　检查者站在被检者身后,把
手掌后外侧的表面和拇指置于
第 10 肋处,大拇指与第 10 肋方
向一致,如下图所示。检查者面
对被检者,大拇指沿肋弓及方向
朝向剑突,触摸前外侧胸壁,分
别于平静呼吸和深呼吸时,观察
拇指的分开情况

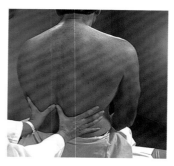

触诊胸廓扩张度。
拇指在第 10 肋水平。

● 感觉

● 触觉语震

　　嘱被检者发音特定数字或词语,同时用双手掌面或者握拳后尺侧,先用力后轻柔地接触胸壁,感受双侧发出的语震是否对称。逐个区域检查,从前到后,双侧对比,注意检查肺尖处

注意气管的位置

　　用示指或拇指,轻柔地进行触诊从胸骨上切迹到两侧锁骨上缘,再到双侧锁骨上窝,一直到胸锁乳突肌的内侧缘

胸部叩诊

　　按下图所示进行胸部叩诊。按第 98 页所述的顺序进行叩诊,各个部位双侧对比。第 98 页的表格总结了叩诊音的强度、音调、持续时间、性质等特点

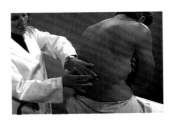

听诊法。

正常:无压痛

异常:"捻"发音,震颤

正常:个体差异较大;通常,男性的语震较女性明显(男性音调较低)

异常:语音震颤减少或消失;语音震颤增加(粗糙);或温和、极细微的震颤。左右胸壁相同位置语音震颤不一致

正常:气管双侧空间对称。气管中线在胸骨上切迹的正上方。有时,稍向右偏

异常:气管位置异常,或触及震动

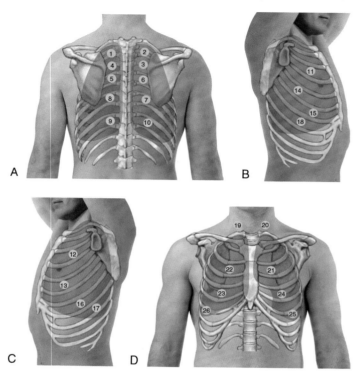

推荐的胸部听诊和叩诊顺序。(A)后背;(B)右侧胸壁;(C)左侧胸壁;(D)前胸。在叩诊和听诊时,建议按图中所示的数字顺序进行,也可按其他顺序进行检查。

在胸部听到的叩诊音

叩诊音种类	强度	音调	持续时间	性质
清音	强	低	长	中空的
实音	弱	高	短	很钝
浊音	中	中–高	中等	重响
鼓音	强	高	中等	鼓响
过清音	非常强	非常低	更长	隆隆声

* 成人出现过清音是异常的,提示空气潴留,常见于阻塞性肺疾病。

项目	结果
● **胸腔**	正常：除心脏、肝脏、脾脏处为浊音,其他肺野均为清音
触诊后胸时,嘱被检者低头,手臂交叠置于身体前方。检查侧胸和前胸时,嘱被检者将手臂抬起超过头部	异常：出现过清音、浊音或实音
各肋间隙每 4~5cm 进行叩诊,从上到下,从中间到两侧。叩诊至女性的乳房时,可能需要稍推开乳房,但一定要注意作风正派	
● **肺下界移动度**	正常：3~5cm(右边高于左边)
嘱被检者深吸气并且屏住呼吸。沿一侧肩胛线自上向下叩诊,直至清音变为浊音,在皮肤上做标志	异常：下降受限
嘱被检者正常呼吸,然后,在另一侧用同样的方法标志肺下界。让被检者深吸几口气,然后尽可能地呼气并且保持。在每一边,从标志处开始轻触,使其发声从沉闷变为洪亮	
让被检者舒适的重复呼吸。测量肺横膈膜呼吸的距离	

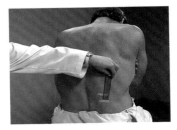

测量肺横膈膜呼吸的距离,通常为 3~5cm。

用带振动膜的听诊器听诊胸部，顶点为基础

● **呼吸声音的强度、音色、持续时间和性质**

让被检者通过嘴巴缓慢地深呼吸

根据下图所示来设置听诊顺序和听诊器

要求被检者坐直：

当听诊后胸时，脑袋低垂，手臂折叠在前

当听诊侧胸时，手臂高举过脑袋

当听诊前胸时，手臂下垂双肩向后

吸气与呼气时，仔细听。以数厘米的间隔从顶部向下听诊直到底部，并进行两侧的比较

正常：见正常呼吸音特征于第 101 页的表格

异常：带空洞音的呼吸。声音很难听清或听不到。爆裂音、鼾声、喘息、胸膜摩擦音，在第 101~102 页的异常呼吸音图中有所描述

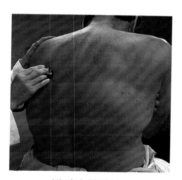

用听诊器听诊。

● **声带、语音共鸣**
　让被检者重复数字与文字

正常:低沉又模糊的声音
异常:支气管音、胸耳语音、羊鸣音

正常呼吸音特征

声音	特征	表现
肺泡呼吸音调、柔和的吹风样音	可闻于肺界大部分；体瘦者和儿童更强，超重或肌肉减少者较弱	
支气管呼吸音	可于主支气管区及右上后肺野闻及；音调中等；呼气时间等于吸气时间	
支气管肺泡音(管式)	只在气管闻及；高音调,发出长时间的、响亮的呼气,呼气通常长于吸气	

异常呼吸音

细湿啰音:在吸气结束时,听到高音调,不连续的噼啪声;咳嗽后,不消失

中湿啰音:在吸气中期听到更低更潮湿的声音;咳嗽后,不消失

粗湿啰音:在吸气时听到大声的泡沫样噪音;咳嗽后,不消失

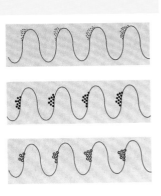

(待续)

异常呼吸音(续)

干啰音:通常在呼气或吸气期间听到连续不断地响,低、粗的声音,像鼾声;可能有清晰的咳嗽(通常意味着黏液积聚在气管或支气管)

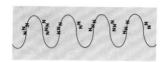

哮鸣音:音乐噪声听起来像吱吱声;经常在呼气或吸气期间连续不断地听到;在呼气时,通常声音更大

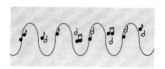

胸膜摩擦音:干摩擦或摩擦的声音,通常由于胸膜表面炎症造成;在吸气和呼气期间,可闻及;在下外侧前表面声音最大

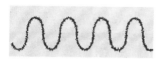

鉴别诊断要点

主诉	结果
胸腔积液	
咳嗽与进行性呼吸困难是典型的表现	听诊和叩诊的结果随液体的量和被检者的体位而变化。包括叩诊浊音和触觉语颤,这对胸腔积液最具提示意义。当液体移动,将被吸引到最相关的位置。在受影响的区域,呼吸声温和并且叩诊音通常像鼓音
肺癌	
咳嗽、气喘、多种模式的肺气肿和肺不张、肺炎、咯血。周边肿瘤没有气道阻塞时,可以是无症状的	检查结果与肿瘤入侵和转移的程度和方式有关。可合并气道阻塞。可能有相应的恶性胸腔积液的发现

肺炎

迅速出现（几个小时到几天）的咳嗽、胸痛，呼吸困难。常产生痰与细菌感染（见 104 页的痰液评价表格）。发冷、发热、寒战、腹部可能存在恶心和呕吐的特异性症状。累及右肺下叶可以刺激第 10 和第 11 胸神经，导致右下腹疼痛和模拟腹部的疾病进展

发热，呼吸急促，心跳过速。常见爆裂音和干啰音，呼吸音减弱。羊鸣音、支气管音和飒飒的胸语音。固定区域叩诊浊音

哮喘

阵发性呼吸困难及咳嗽。常见胸部疼痛，并伴有紧绷感。发作可能持续几分钟、几小时或几天。在发作期间，可无症状

呼吸急促伴呼气时过度的气喘。随着气道阻力的增加，呼气、疲劳和焦虑表现会使呼气时间延长。脉搏血氧仪可检测出低氧血症

慢性支气管炎

可能存在不太严重的呼吸困难，咳嗽和痰明显

气促及湿啰音。肺气肿伴呼吸音减弱和膈肌平坦。严重的慢性支气管炎可能导致右心衰伴水肿

肺气肿

呼吸困难，甚至在休息时也很常见。咳嗽罕见，痰少

可出现桶状胸，可闻及散在的爆裂声或喘息声。过度充气的肺叩诊过清音。通气受限伴呼气时间延长（即>4 或 5 秒）

痰液评价

病因	可能的痰液特点
细菌感染	黄色、绿色、锈色(与黄色痰混合),清晰或透明,化脓性,血性,黏液,黏性
病毒感染	黏液,黏性;血斑(不常见)
慢性感染性疾病	以上均有;在清晨尤多;轻微的,间歇性的咯血;偶尔会有大量的咯血
癌症	轻微、持续地咯血
肺栓塞	血液凝固,大量血液
结核	大量血液

儿科检查注意事项

检查

项目	结果

胸和肺

视诊前后胸

● 比较前后径与横径　　　正常:婴儿胸围较头围短 2~3cm

评估呼吸

● 节律、模式及节率

正常:

年龄	每分钟呼吸次数
新生儿	30~80
1 岁	20~40
3 岁	20~30
6 岁	16~22
10 岁	16~20
17 岁	12~20

胸部行直接或间接叩诊

● **胸部**

正常：儿童可听到过清音

由肺尖向肺底用听诊器膜型面听诊

● **响度、音调、持续时间及音质**

正常：对于婴儿和小孩，呼吸音在胸部的传导预计会加快，在儿童身上湿啰音会增强，呼吸音减弱或消失难以检出

典型病例

主诉：45 岁，女性，出现咳嗽及发烧 4 天。咳嗽是持续性的；躺下时加重。有感觉不适，呼吸不畅。感觉胸部"沉重"，发烧高达 38.3℃(101°F)，服用对乙酰胺基碱和止痛糖浆无效。

结果：脉搏 104 次/分钟，体温为 38.2℃，血压为 122/82mmHg，呼吸为 32 次/分钟，呼吸减弱或喘鸣。胸部前后径略微增加，无后凸或其他缺损。气管居中无偏移。胸扩张对称。肋骨或其他骨性突起无摩擦或压痛。于左后下肺触觉震颤减弱，叩诊呈浊音，听诊闻及不能由咳嗽清除的水泡音，呼吸音减弱。余肺野呼吸音清，无异常呼吸音。双侧膈肌偏移 3cm。

第 11 章

心脏

检查工具

- 光源
- 标记笔
- 听诊器
- 厘米尺

检查

项目	结果
心脏	
心前区视诊	
患者仰卧,视线与胸廓平齐观察心前区	
● *心尖冲动*	正常:见于左侧锁骨中线第 5 肋间附近。有时,只有在患者坐着时,才可见
	异常:搏动范围超过 1 个肋间隙;搏动幅度过大
心前区触诊	
● *心尖区搏动*	正常:轻柔、简短的搏动,搏动范围半径≤1cm,常触不到
患者仰卧。温暖双手,示指与中指挨着或者所有手指并拢轻柔地触诊心前区,如第 107 页的右上图所示。依次触诊心尖、胸骨左缘、胸骨底部、胸骨右侧、上腹部、腋窝	异常:搏动增强,位置偏右或偏左,震颤

项目	结果

根据各个肋间隙空间及其与胸骨中线、锁骨中线、腋中线的关系定位感觉

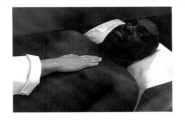

心前区叩诊（可选）

先从腋前线开始，沿着肋骨间隙从胸骨边缘向内侧移动。当叩诊声音从清音变为浊音，即用记号笔标记

正常：在右侧叩诊时，叩诊音在胸骨右侧变为浊音；在左侧叩诊时，叩诊第 5 肋间隙由清音逐渐消失，直至在心尖搏动最强的部位变为浊音。记下第 2 至第 5 肋间隙的各个标记点，勾勒出心脏左侧缘

心脏听诊

确保被检者处于温暖舒适、放松的环境。一次搏动加一次停歇为 1 个周期，小距离移动听诊器听诊。从心底到心尖或者从心尖到心底，按顺序听诊心前 5 个听诊区，见右图及下图所示。先使用膜式的听头，稍稍加压；再用杯式的听头，轻轻加压

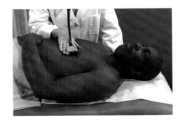

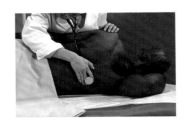

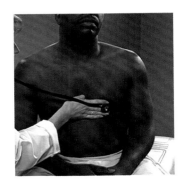

项目	结果

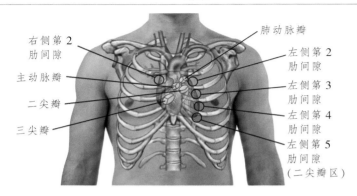

右侧第 2 肋间隙

主动脉瓣

二尖瓣

三尖瓣

肺动脉瓣

左侧第 2 肋间隙

左侧第 3 肋间隙

左侧第 4 肋间隙

左侧第 5 肋间隙

（二尖瓣区）

● **频率和节律**
　　测定心率和节律

正常:60~90 次/分钟,节律整齐
异常:心动过缓,心动过速,心律不齐

● S_1
　　被检者正常呼吸,呼气后屏气。
　　一边触诊颈动脉搏动,一边听诊 S1(心尖区最易听到)。注意强度、变化、呼吸的影响,以及心音分裂。先注意听收缩期,再注意听舒张期

正常:S1 为一个音,与颈动脉搏动同步,见第 109 页的表格
异常:额外的心音或心脏杂音

● S_2
　　被检者正常呼吸,在肺动脉瓣和主动脉瓣区, 最易闻及 S_2,S_2 在吸气时分裂成两个音。嘱被检者吸气,然后屏气

正常:吸气时,S_2 分成两个音。呼气时,恢复成一个音。见第 109 页的表格

● **分裂**

正常:S_2 分裂(吸气末最明显)有些人容易听到,有些人不易听到

项目	结果
● S₃ 和 S₄ 　　如有必要，请患者抬高一条腿或者反复用力握拳来增强静脉回流 ● **额外心音**	正常：S₃ 和 S₄ 都很弱，难以听到。S₃ 的节奏是 "Ken-tuc-ky"，S₄ 的节奏是"Ten-es-see" 异常：S₃ 或 S₄ 容易听到 异常：咔嗒声、叩击音、摩擦音，见下表

杂音的特点

　　出现时期和持续时间、音调、强度、方式、质量、部位和辐射，与呼吸的关系

不同听诊部位的心音

	主动脉瓣	肺动脉瓣	第二肺动脉瓣听诊区	二尖瓣	三尖瓣
音调	S₁<S₂	S₁<S₂	S₁<S₂	S₁>S₂	S₁=S₂
响度	S₁<S₂	S₁<S₂	S₁<S₂*	S₁>S₂†	S₁>S₂
持续时间	S₁<S₂	S₁>S₂	S₁<S₂	S₁<S₂‡	S₁=S₂
S₂ 分裂	>吸气 <呼气	>吸气 <呼气	>吸气 <呼气	>吸气 <呼气	>吸气 <呼气
A₂	最大	较大	较弱		
P₂	较弱	较大	最大		

* 肺动脉瓣第二听诊区 S1 较主动脉瓣略强。

† 二尖瓣区 S1 可能比三尖瓣区强。

‡ 若二尖瓣听诊区未闻及 P2，那么 S2 分裂可能也听不到。

额外心音

心音	方法	描述
S₃ 强化	听诊心尖区；被检者左侧卧	舒张期早期，音调低
S₄ 强化	听诊心尖区；被检者仰卧或半侧卧	舒张期晚期或收缩期早期，音调低
奔马律	听诊心尖区；被检者仰卧或左侧卧	收缩前期，强度大，易听见

（待续）

额外心音(续)

心音	方法	描述
二尖瓣区开瓣咔嗒声	膜型听头置于心尖内侧,杂音可放射至心底部、左侧第 2 肋间隙	舒张早期,S_3 之前,简短;音调高,尖锐的咔嗒音或叩击音;不受呼吸影响;易与 S_2 混清
血流冲开瓣膜音	膜型听头;坐位或仰卧位	
主动脉瓣	膜型听头,右侧第 2 肋间隙	收缩早期,强度高,音调高;有放射,不受呼吸影响
肺动脉瓣	膜型听头,左侧第 2 肋间隙	收缩早期,比主动脉瓣开瓣音稍弱;呼气时增强,吸气时减弱
心包摩擦音	膜型听头,各个部位均可闻及,心尖区最清楚	可覆盖整个收缩期和舒张期;强度大,摩擦声似机器发出;可能有 3 个组成部分并且能掩盖掉正常心音;若只有 1 个或 2 个组成部分则听起来像低语

鉴别诊断要点

主诉	结果
左室肥厚	
期初无症状,可引起气促或胸痛	左室收缩期可触到持续而强劲的搏动,较正常范围大($\geqslant 2cm$)。心尖区搏动向下向左移位到锁骨中线上
右室肥厚	
疲劳,气促,若出现晕厥,则提示病情严重	胸骨左缘第 3、第 4 肋间隙触到搏动,偶伴有心尖的收缩期回缩。右室扩大导致左室顺时钟向转位

主诉	结果
充血性心衰 　　左心衰或右心衰 　　疲劳、端坐呼吸、气促、水肿	肺充血或全身静脉充血。缓慢进展或突然出现急性肺水肿或全身水肿
肺心病 　　呼吸急促、疲劳、劳力性呼吸困难、咯血	胸骨左缘肺动脉瓣听诊区闻及增强 S2，即肺部有疾病的证据
心肌梗死 　　胸骨下疼痛或内脏痛，常放射到下颌、颈部、左上肢（常是轻度不适）；女性症状较轻且不典型	心律不齐；常能听到 S4。心音遥远，有收缩期吹风样杂音，脉搏微弱，血压多样（早期常出现高血压）
心肌炎 　　起初症状不明显；疲劳，呼吸困难，发热，心悸。症状逐渐进展	心脏扩大、有杂音、奔马律、心动过快、心律不齐、交替脉
传导障碍 　　短暂的虚弱感、晕厥、卒中症状、心悸	心率不稳定
缺血性心脏病 　　可能无症状或有心绞痛、气短、心悸	心功能不全、心律不齐、充血性心衰
心绞痛 　　胸骨下疼痛或强烈的压迫感，放射到颈部、下颌、上肢，尤其是左上肢，常伴有气短、疲劳、冷汗、面色苍白、晕厥。停止活动，休息可缓解疼痛	查体无病理性发现，心动过速、高血压、冷汗、S_1 减弱、S_4 增强

胸痛

胸痛类型	特征
心绞痛	胸骨下；劳累，情绪激动，进食引起；休息和（或）硝酸甘油可缓解
胸膜痛	呼吸或咳嗽诱发；尖锐的疼痛感
食管	烧灼样疼痛，胸骨下，偶尔放射到肩膀；夜间发作，尤其在平躺时；进食，抑酸剂，有时硝酸甘油可缓解
消化道溃疡	几乎全部为膈下或上腹疼痛；夜间、白天均有发作；进食不能缓解；与活动无关
胆道	常位于右侧肩胛骨下，持续时间长；有时候类似心绞痛，常会诱发心绞痛
关节炎/滑囊炎	常持续数小时；局部有疼痛，运动可触发
颈痛	与颈部受伤有关；活动诱发，呈持续性；触诊和活动可触发疼痛
胸壁	活动诱发或加重，特别是扭转或弯曲肋骨；持续时间长；常伴有局部疼痛
心因性	焦虑同时或之后出现；描述不清，位于乳房下部

儿科检查注意事项

检查

项目	结果
杂音特点	
持续时间、强度、形式、性质、部位、放射情况及呼吸相似差异	在儿童中需注意区分由先天性心脏病或湿热产生的功能杂音

鉴别诊断要点

主诉	结果
胸痛	
与成人不同，儿童和青少年的胸痛很少由心脏病引起。常常找不到病因,但是创伤、锻炼诱发的哮喘、吸食可卡因(即使在年纪较小的儿童也应考虑)等原因应在排除之列	体查通常是正常
先天性缺陷	
法洛四联症	
喂食时，呼吸困难，发育迟滞,不能耐受活动,四联症发作	胸骨旁起伏,心前区隆起,发绀，第 3 肋间隙闻及收缩期辐射样杂音，杂音有时候传导至左侧颈部。单独 S_2
室间隔缺损	
心动过速，右心室充血性心衰的症状,发育迟滞,反复呼吸系统感染	脉搏细弱，颈静脉充盈,室间隔缺损处反流,收缩期杂音大、粗糙、音调高,胸骨左缘第 3 到 5 肋间隙最易听得。胸骨左缘和心尖区常可见显著起伏。无传导
动脉导管未闭	
若主动脉导管较小可无症状；较大的动脉导管导致活动时出现呼吸困难。	颈部血管怒张且搏动明显，脉压增大。杂音大、粗糙、持续、机器样，听诊部位在第 1 至第 3 肋间隙及胸骨边缘偏下部位。体位改变不影响杂音

主诉	结果
房间隔缺损	
常常无症状，成人可出现充血性心衰	收缩期喷射样杂音，听诊部位为肺动脉瓣区，杂音大、粗糙、音调高。可伴有舒张期快速的、隆隆样杂音。不常传导至心前区以外的部位。杂音听诊部位在胸骨旁可触到收缩期震颤。S_2 可有显著分裂，尤其当触诊震颤很明显且传导至背部时

典型病例

　　心脏：心前区未见明显搏动，最大搏动点可触及在左锁骨中线的第 5 肋间，直径为 1cm。触诊时，搏动增强及震颤；S1 轻脆的。吸气时，S2 分裂有 2 个音，未触及 S3、S4，无杂音、叩击音和摩擦音。

第 12 章

血管

检查工具

- 光源
- 听诊器,钟形听诊器
- 血压计
- 厘米尺

检查

项目	结果

外周血管

颈部和肢体动脉搏动的触诊

用示指和中指指腹以触诊颈动脉、肱动脉、桡动脉、股动脉、腘动脉、足背动脉和胫后动脉,见第 116 页和第 117 页的图表

- **特征**

对比左右两侧及上下肢动脉

正常:股动脉与桡动脉搏动强度相同或强于桡动脉

异常:肱动脉搏动较桡动脉弱或脉搏消失;交替脉、双波脉、二联脉、洪脉、不稳定脉、奇脉、不对称脉、心动过速、三联脉、水冲脉(Corrigan 脉)

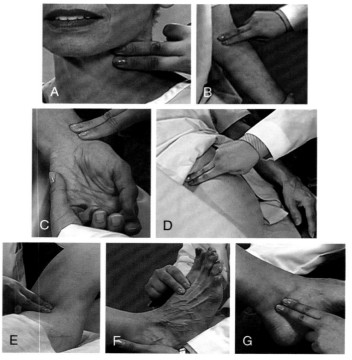

脉搏触诊。(A)颈动脉;(B)肱动脉;(C)桡动脉;(D)股动脉;(E)腘动脉;(F)足背动脉;(G)胫后动脉。

项目	结果
● 脉率	正常:60~90 次/分钟
	异常:不等于相应心率
● 节律	正常:规律
	异常:不规律,有或没有特定的方式
● 脉形	正常:平滑、饱满、圆顶状

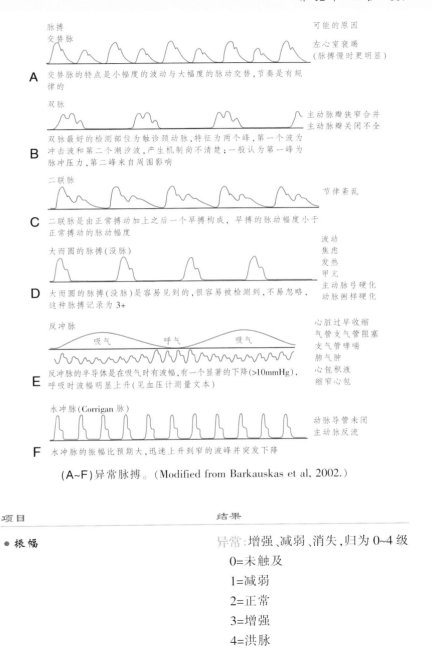

脉搏

可能的原因

交替脉

左心室衰竭
（脉搏慢时更明显）

A　交替脉的特点是小幅度的波动与大幅度的脉动交替，节奏是有规律的

双脉

主动脉瓣狭窄合并
主动脉瓣关闭不全

B　双脉最好的检测部位为触诊颈动脉，特征为两个峰，第一个波为冲击波和第二个潮汐波，产生机制尚不清楚；一般认为第一峰为脉冲压力，第二峰来自周围影响

二联脉

节律紊乱

C　二联脉是由正常搏动加上之后一个早搏构成，早搏的脉动幅度小于正常搏动的脉动幅度

大而圆的脉搏（没脉）

波动
焦虑
发热
甲亢
主动脉弓硬化
动脉粥样硬化

D　大而圆的脉搏（没脉）是容易见到的，很容易被检测到，不易忽略，这种脉搏记录为 3+

反冲脉

吸气　呼气　吸气

心脏过早收缩
气管支气管阻塞
支气管哮喘
肺气肿
心包积液
缩窄心包

E　反冲脉的半导体是在吸气时有波幅，有一个显著的下降（>10mmHg），呼吸时波幅明显上升（见血压计测量文本）

水冲脉（Corrigan 脉）

动脉导管未闭
主动脉反流

F　水冲脉的振幅比预期大，迅速上升到窄的波峰并突发下降

(A~F)异常脉搏。（Modified from Barkauskas et al, 2002.）

项目	结果
● 振幅	异常：增强、减弱、消失，归为 0~4 级
	0=未触及
	1=减弱
	2=正常
	3=增强
	4=洪脉

项目	结果

听诊颈动脉、锁骨下动脉、腹主动脉、肾动脉、髂动脉、股动脉的杂音

听诊颈动脉有时候需要患者憋气几个心跳的时间

异常：传导性的杂音

动脉闭塞及供血不足的评估

● **部位**

疼痛出现在可能闭塞血管的远端

异常：钝痛、疲劳、抽筋；疼痛可以是持续性的，也可以是剧痛。脉搏很弱，或触不到；收缩期杂音；皮温低；局部皮肤苍白或发绀；静脉充盈缓慢；皮肤变薄，肌肉萎缩，脱毛

● **闭塞程度**

患者仰卧，抬高患肢，注意观察肢体变白的程度，然后让患者坐在桌边或床边放低下肢，观察肢体恢复正常颜色所需的时间

正常：肢体抬高后轻度偏白，放低后迅速恢复血色

异常：延迟>2 秒

测血压

测双侧上肢血压。患者的胳膊应稍微弯曲，自然地置于桌子、枕头或医生的手上

正常：收缩压低于 120mmHg，舒张压低于 80mmHg，脉压为 30~40mmHg(有时达 50mmHg)。双侧血压差低于 10mmHg。高血压前期：收缩压为 120~139mmHg，或舒张压为 80~89mmHg

异常：高血压(见第 2 章)

项目	结果

外周静脉

颈静脉压的评估

　　患者 45°斜卧位。观察颈静脉,如右图测量腋中线及颈静脉充盈最高点之间的垂直距离

正常:压力≤9cmH_2O,双侧对称

异常:颈静脉怒张,或不对称

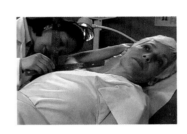

静脉闭塞及充盈不足的评估

　　观察患者直立和仰卧时的患肢

● 受累部位

异常:持续性疼痛,肿胀,肌肉压痛,浅表静脉充盈,发绀

● 血栓

　　患者仰卧位,一手稍弯曲患者的膝关节同时,另一只手使同侧足背屈,观察 Homan 征

异常:小腿疼痛,皮肤发红、变厚,浅表静脉压痛

● 水肿

　　示指压迫胫骨或踝内侧的骨性隆起数秒

异常:凹陷性水肿;皮肤变厚或溃疡

水肿程度分级:

1+:轻度凹陷,迅速恢复,无畸形

2+:较 1+凹陷程度深,持续 10~15 秒

3+:显著凹陷持续>1 分钟,整个患肢肿胀

4+:非常显著的凹陷持续 2~5 分钟,可见患肢畸形

项目	结果
● **静脉曲张** 让患者用足尖站立连续 10 次	正常:足尖站立,产生的压力数秒内消失 异常:静脉压力不易恢复,静脉扩张肿胀,静脉曲折
● **如果存在静脉曲张,用 Trendelenburg 试验评估静脉瓣膜功能** 患者仰卧,左腿高于心脏待静脉血回流,迅速放低左腿	异常:静脉迅速充盈
● **用 Perthes 试验评估深静脉是否通畅** 患者仰卧,抬高下肢,用止血带绑住膝盖上部关闭皮下静脉,然后让患者行走	异常:浅表静脉不能充盈
● **评估静脉血流方向和侧支循环** 用两只手指挤压排空一段静脉血,松开靠近心脏的手指,观察血流方向;必要时,松开远离心脏的手指,观察血流方向	异常:松开近侧手指后,静脉充盈,或远侧手指松开前,静脉即充盈

鉴别诊断要点

主诉	结果
动脉瘤 通常无症状,直到形成夹层或动脉瘤压迫邻近组织。形成夹层时,患者可有撕裂样剧烈疼痛	动脉瘤所在部位可触及搏动性肿块,最常出现的部位是主动脉,其次是肾动脉、股动脉、腘脉。可触及震颤和闻及血管杂音

主诉	结果
静脉血栓 髂静脉或股管、腘区、小腿深部静脉部位的压痛。股静脉和盆部深静脉的血栓可以是无症状的。肺栓塞可毫无征兆的起病	测量双侧上下肢周径,可发现肢体肿胀,轻度踝部水肿,低热,心动过速。Homan 征有提示作用,但不是充分条件
雷诺现象 受累部位冰冷、疼痛。保暖之后,可改善症状	原发性雷诺现象三联症:苍白、发绀、发红。血管痉挛可持续数分钟到数十分钟。继发性雷诺现象可出现肢端溃疡,皮肤因缺乏皮下组织而变得光滑、发亮、发紧

儿科检查注意事项

检查

项目	结果
触诊肢体动脉(见第 2 章) 听诊动脉的杂音	正常:在儿童中,听到静脉内静脉"嗡嗡"声并不罕见。通常没有病理意义
测血压(见第 2 章)	

鉴别诊断要点

主诉	结果

主动脉缩窄

　　大多患者没有症状,直到出现严重高血压和血管功能不全。患者会有心衰的表现,以及运动时血管供血不足。

　　同时触诊桡动脉和股动脉脉搏时,收缩压不同

典型病例

　　血管:颈静脉无怒张。血管彩超可见 A 波和 V 波。45°斜卧位时,颈静脉压(JVP)为 4cm H_2O。双侧动脉脉搏对称,脉搏强度如下:

	颈动脉	肱动脉	桡动脉	股动脉	腘动脉	胫后动脉	足背动脉
L	2+	2+	2+	2+	2+	2+	2+
R	2+	2+	2+	2+	2+	2+	2+

血管柔软有弹性。未闻及杂音。

　　四肢:皮肤、指甲未见异常,无水肿。双侧下肢静脉曲张。触诊无压痛。

第 13 章

乳房和腋窝

检查工具

- 直尺(检测包块时)
- 手电筒和透视器(检测包块时)
- 载玻片和细胞固定液(存在乳头溢液时)
- 小枕头或折叠毛巾

检查

描述你所触及的乳腺包块的特征。

- 部位:以乳头为中心,按时钟钟点的方向描述,并测出包块与乳头的距离
  - 大小(以厘米记):长度、宽度和厚度
  - 形状:圆形、椭圆形、小叶状、放射状、规则或者不规则
  - 质地:韧的、软的、硬的
  - 触痛
  - 活动度:可移动(描述方向)或固定于皮肤或邻近组织
  - 边界:边界清晰或与周围组织粘连
  - 回缩:是否存在酒窝征,或外形的改变

所有新发现的单一或多发的包块除体格检查之外,还必须要采取进一步的检查措施。

项目	结果

女性患者

患者取坐位，双上肢自然下垂，充分暴露双侧乳房

认真检查所有象限及腋尾。必要时，用指尖稍向上提乳房以充分暴露下面和侧面

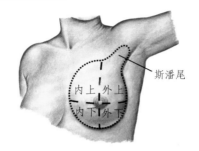

斯潘尾

内上 外上
内下 外下

● **大小/形状/对称性**　　正常：凸出，下垂的圆锥形，大小两侧可轻度不对称

● **质地/轮廓**　　正常：光滑、柔韧
　　异常：酒窝征或橘皮样凹陷样改变或双侧不对称

● **皮肤颜色**　　正常：颜色均匀一致
　　异常：褪色，发红或不对称

● **静脉形式**　　正常：双侧静脉网，在妊娠期双侧静脉可见曲张
　　异常：单侧静脉网

● **表面标志**　　正常：长期无变化的痣，多乳头畸形可能，有时可提示为其他先天性疾病
　　异常：变化或有压痛的痣，皮损

乳晕和乳头视诊

● **大小/形状/对称性**　　正常：乳晕呈圆形或椭圆形，双侧对称或基本对称。双侧乳头大小对称或基本对称，常外翻，偶伴一侧或双侧乳头内陷
　　异常：新发乳头内陷或回缩

项目	结果
● 颜色	正常:乳晕和乳头呈粉红色至棕褐色
	异常:双侧颜色不对称
● 质地/外形	正常:除蒙氏结节外,乳晕触诊光滑,乳头光滑或稍皱
	异常:乳晕蒙氏结节触痛,或化脓,或橘皮样改变。乳头硬结、皲裂或伴分泌物

患者取下述姿势,观察双乳

● 手臂上举过头或绕至颈后	正常:所有姿势均双侧乳腺对称
● 双手叉腰,身体稍向前倾	异常:酒窝征、皮肤回缩、不对称,或乳房固定
● 坐位,身体前倾	
● 平躺	

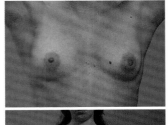
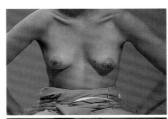
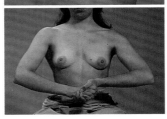
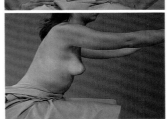

项目	结果

患者取坐位，双手臂自然下垂，触诊乳房

单手触诊法：将检查者右手手掌置于患者右侧胸锁关节处，向下朝乳头方向滑行触诊乳房，感受是否有突出皮肤的肿块；直至触诊整个右侧胸壁。同样，用左手检查左侧的乳房

正常：组织光滑，未触及肿块

异常：肿块或结节。若触及肿块，仔细触诊并描述肿块的位置、大小、形状、硬度、活动度、触痛边界以及是否有回缩。用透视法检查评估肿块是否为囊性

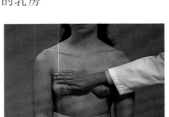

双手触诊法：检查者一手掌心向上托起患者右侧乳房，固定此手用作触诊乳房的支撑面，防止乳房下垂。另一手在乳腺上方以指腹向下按压乳房，感受在手指指尖与手掌间是否有肿块。用同样的方法检查另一侧

正常：乳腺组织通常柔韧，无触痛，无肿块。生理周期时，可有乳房增大、结节或触痛

异常：肿块或结节。若触及肿块，仔细触诊并描述肿块位置、大小、形状、硬度、活动度、触痛、边界以及是否有回缩。透视检查评估肿块是否为囊性

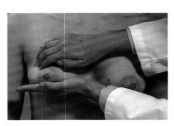

项目	结果

患者取坐位，触诊淋巴结

腋下：检查者以一手抬高受检者对侧上肢，另一手伸入腋窝，以手指掌面至于腋窝顶部，向上触摸尖部淋巴结，然后手指下移，用指腹来回旋转，轻柔的按压胸部和腋窝周围软组织

触诊胸廓侧的尖端、内侧和外侧，上肢的侧壁，腋窝的前壁和后壁。以同样的方法触诊另一侧腋窝

锁骨上区域：患者头转向检查侧并耸肩，检查者手指钩住锁骨并在锁骨上组织来回触诊

锁骨下区域：检查者用手指在锁骨下来回触诊

正常：未触及结节

异常：触及结节，尤其是锁骨上结节。描述结节的位置、大小、形状、硬度、压痛、活动度和边界

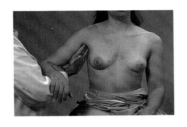

患者仰卧，继续触诊

患者一手置于头下，并在头侧肩下放一枕头。检查者用手指和手掌平放在乳房，以指腹按压、旋转或来回滑动进行触诊。用指腹对称地触诊乳房 4 个象限、腋尾部和乳晕。顺时针或逆时针方向滑动手指向胸壁轻压，以楔形垂直方向按压乳房各个象限。在各按压点向内按压根据施加压力不同可分为：浅部、中部、深部

正常：乳腺组织柔韧，有弹性，但有时可触及乳腺小叶。老年女性可触及纤维或结节感。乳腺下缘可触及乳腺下峭。生理周期时，乳房可增大，有柔韧感，伴压痛

异常：肿块或结节。描述肿块的大小、位置、形态、硬度、触痛、活动度、边界以及是否有乳腺回缩。可采用透光法观察包块是否有液体

项目	结果
用两只手指向着乳晕轻压乳头。换另一乳房,操作方法同前 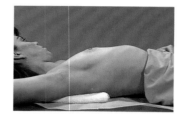	正常:指头和组织易被压入 异常:结节,肿块或不易被压入 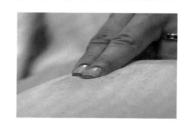

男性患者

双乳视诊

● **大小/形状/对称性**

正常:乳房和胸壁同一层面,有时会凸出胸壁(尤其多见于肥胖患者)

● **外观形态**

异常:乳房增大

乳晕和乳头视诊

● **大小/形状/对称性**

正常:乳晕呈圆形或椭圆形,双侧完全对称或基本对称。乳头大小完全或基本对称,且常外翻。有时,也可见一侧或双侧乳头内陷

异常:近期出现的单侧乳头内陷或回缩

● **颜色**

正常:乳晕和乳头呈粉红色至棕褐色

异常:双侧颜色不对称或不均匀

● **质地/外形**

正常:除有 Montgomery(蒙哥马利)结节外,乳晕光滑。乳头光滑或稍皱缩

异常:乳晕有化脓性或触痛的 Montgomery 结节,或有橘皮样改变。乳头硬结、皲裂或有分泌物

项目	结果
乳房和乳晕的触诊	
● 简单的触诊，步骤同女性乳腺	正常：在胸大肌上，可触及薄层的脂肪组织。肥胖男性较厚的脂肪组织可误认为乳房增大。可有乳腺组织结节感
	异常：肿块或结节
患者取坐位，双手叉腰，触诊淋巴结	
● 步骤同乳头女性淋巴结触诊	异常：淋巴结肿大，尤其是锁骨上淋巴结。描述淋巴结的位置、大小、形状、硬度、活动度和边界

鉴别诊断要点

主诉	结果
纤维囊性乳腺病 乳腺疼痛和肿块，且具有与月经相关的周期性。常在月经前加重	圆形，质软或质韧，边界清楚，活动尚可，可有触痛，常为双侧单发或多发
乳腺纤维瘤 乳腺无痛性肿块，且不随月经周期发生规律性变化，常在乳腺体检或 X 线检查时，发现的单侧肿块	圆形或椭圆形，质硬似橡皮球样弹性感，边界清楚，常无触痛，常为双侧单发，也可为多发。常需行活检以排除肿瘤
乳腺恶性肿瘤 乳房无痛性肿块，常导致乳房形状、大小或外形的改变。如果腋窝淋巴结受累，可出现腋窝压痛。常为单侧起病，在体检或胸部 X 线检查时被发现	肿块常为单侧，单个，形态不规则或呈浸润性。边界不清，固定，质硬如石，可有触痛。乳腺可有凹陷，回缩或丰富的淋巴管。皮肤可有橘皮样改变或弥漫性增厚，乳头可凹陷或被拉向癌肿一侧

主诉	结果
导管内乳头状瘤和乳头瘤病	
单侧乳头溢液,常为浆液性的或血性的	乳头可见单侧溢液
男性女型乳房	
男性乳房增大	光滑,活动度尚可,乳头后可触及柔软的乳腺组织,单侧或双侧
乳腺炎	
突发的红肿、发热,常伴随寒战、高热	乳房压痛、质硬,常有波动感,红肿和发热,偶伴流脓

儿科检查注意事项

检查

项目	结果
触诊和按压乳头	正常:新生儿乳腺增大并不少见
评估青春期乳腺发育 在女性患者中,评估乳房发育的阶段	正常:在女性儿童,每个阶段乳腺的发育程度和持续时间以及发育的次序均存在个体差异。乳腺发育的 Tanner 分期见第 131 页的图

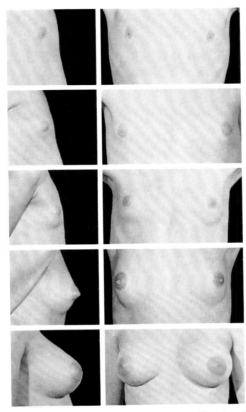

M_1—Tanner 1 期
(青春期前)仅有乳头突出

M_2—Tanner 2 期
乳晕萌出期,乳晕隆起,乳房和乳晕呈单个小丘状隆起,伴乳晕增大

M_3—Tanner 3 期
乳房和乳晕进一步增大,但两者仍在同一个丘状水平面上。

M_4—Tanner 4 期
脂肪沉积增多,乳晕突出于乳房丘面上,形成第二个小丘。第二小丘在近乎一半的女生和成年女性中存在

M_5—Tanner 5 期
成熟期,乳晕和乳腺质地通常一样,乳晕颜色进一步加深

女性乳房发育的 5 个阶段。(Growth diagrams 1965 Netherlands: second national survey on 0-24-year-olds, by J. C. Van Wieringen, F. Wafelbakker, H. P. Verbrugge, J. H. DeHaas. Groningen: Noordhoff Uitgevers BV, The Nethertands.)

鉴别诊断要点

主诉	结果
乳房早发育 青春期前出现乳腺增大	乳腺增大的程度从稍增大至完全发育完成。常为双侧乳腺,且不伴其他性腺发育

典型病例

主诉:女性,42 岁,因"发现右乳下结节 1 周"入院。无乳头溢液和皮肤改变。41 岁时行乳房 X 线显示正常。既往无乳腺肿块史。今天为月经最后一天。月经前有乳房触痛,但现在无疼痛。无乳腺癌家族史。

结果:乳房中等大小,圆锥形,左乳稍大于右乳。无皮损,光滑无结节或凹陷;静脉回流对称。双乳头对称,无分泌物,质软,容易按压,双侧可见 Montgomery 结节。双乳多发结节,多见于外上象限。右乳距乳头 6cm 处 4 点钟方向,可见 1 个 3cm×2cm 质地柔软,可移动的非触痛性、边界清楚的肿块。锁骨上、锁骨下及腋窝淋巴结未触及肿大。

第 14 章

腹部

检查工具

- 听诊器
- 厘米尺和测量软尺
- 记号笔

检查

患者取仰卧位,检查者站在患者右侧。

项目	结果

腹部视诊

● **皮肤颜色/特征**

正常:通常呈正常肤色,可为白皙或黝黑。腹壁静脉回流良好(正常时,脐水平线以上的腹壁静脉血流自下向上经胸壁静脉和腋静脉而进入上腔静脉,脐水平以下的腹壁静脉自上向下经大隐静脉而流入下腔静脉)

异常:常见的肤色改变有黄疸、发绀。发紧发亮的外观。脐周围皮肤发蓝为腹腔内大出血的征象,瘀斑见于外伤,皮肤色素沉着见于多种疾病。腹纹呈银白纹,见于肥胖者或经产妇女,而紫纹是皮质醇增多症的常见征象。腹部占位或结节提示,有腹部脏器病变。珠状突起的脐结节常因脐疝、腹部炎症性肿块(如结核性腹膜炎导致肠粘连)引起。腹部瘢痕多为外伤、手术或皮肤感染的痕迹

项目	结果

● 腹形/对称性

　　首先坐在患者右侧，从侧面呈切线方向进行观察，将视线降低至腹平面，观察腹部表面的器官轮廓、肿块、肠型和蠕动波等。观察患者呼吸运动及深呼吸运动。判断左右腹部是否对称。检查时，应先坐在患者一侧观察，再站于患者头侧视诊

● 腹部运动

正常：以肋缘至耻骨联合为一平面。健康成年人平卧时，前腹壁大致处于该平面或略为低凹，称为腹部平坦。肥胖者腹部外形较饱满，前腹壁稍高于该平面，称为腹部饱满。消瘦者及老年人，因腹壁皮下脂肪较少，腹部下陷，前腹壁稍低于该平面，称为腹部低平，这些都属于正常腹部外形。左右对称。正常人呼吸运动时，腹部运动协调、对称

异常：脐部呈突出、凹陷或侧移。脐部出现溃烂、肿胀或者膨出。呼吸运动或者屏息时候出现腹部突起（对称或不对称）、膨隆、肿块

正常：随呼吸平滑均匀运动，女性多为胸式呼吸。男性多为腹式呼吸，在瘦的成人的中线，可见搏动

异常：成年男性呼吸运动受限。可见胃肠蠕动波

腹部 4 个象限解剖结构

右上腹	左上腹
肝脏和胆囊	肝左叶
幽门	脾
十二指肠	胃
胰头	胰体
右肾上腺	左肾上腺
部分右肾	部分左肾
结肠肝曲	结肠脾区
部分的升结肠和横结肠	部分横结肠和降结肠
右下腹	**左下腹**
右肾下极	左肾下极
盲肠和阑尾	乙状结肠
部分升结肠	部分降结肠
充盈的膀胱	充盈的膀胱
卵巢和输卵管	卵巢和输卵管
妊娠期子宫	妊娠期子宫
右侧精索	左侧精索
右输尿管	左输尿管

让患者屈颈抬肩诊视腹部肌肉

正常：腹部无肿块

异常：腹部局部膨隆，脐部突起或者其他疝气的症状。有时局部膨隆是由于腹壁上的肿块（如皮下脂肪瘤、结核性脓肿等），而非腹腔内病变

膜型听诊器听诊

● **肠鸣音频率和性质**

用手温暖听诊器后，轻放在患者腹部。通常选右下腹作为肠鸣音听诊点，如有必要可听诊各区全腹部

正常：正常情况下的肠鸣音频率声响和音调变异较大，饥饿时，表现为每分钟 3~5 次不等的咕噜声，肠鸣音变响

异常：与饥饿无关的次数增多且肠鸣音响亮、高亢，甚至呈叮当声或金属音，称肠鸣音亢进，见于机械性肠梗阻。如持续听诊 5 分钟未听到肠鸣音，称为肠鸣音消失，见于急性腹膜炎板状腹

● **肝和脾**

正常：未闻及

异常：摩擦音，在脾梗死、脾周围炎、肝周围炎或胆囊炎累及局部腹膜等情况下，可在深呼吸时于各相应部位听到摩擦音

钟形听诊器听诊

● **血管杂音**

将听诊器钟形部分置于上腹部、主动脉以及肾动脉、髂动脉和股动脉上听诊

正常：没有动脉性（血液湍流产生的喷射性杂音）和静脉性杂音（音调低、轻柔而连续的潺潺声，无收缩期与舒张期性质）

异常：在主动脉区、肾动脉、髂动脉及股动脉区可闻及杂音

● **上腹部和脐周**

正常：未闻及静脉杂音

异常：可闻及静脉杂音

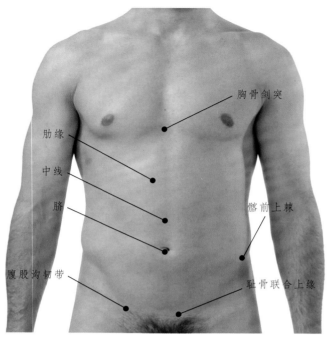

胸骨剑突

肋缘

中线

脐

髂前上棘

腹股沟韧带

耻骨联合上缘

(From Wilson and Giddens, 2009)

腹部叩诊

声音	描述	部位
鼓音	相比清音更高的音调	空腔脏器
过清音	介于鼓音和清音之间	左肺下缘
清音	温和持久的声音	肺叶所覆盖的肝区
浊音	短暂、高音调带有少许清音	实体脏器或邻近空腔脏器

项目	结果

腹部叩诊

注意：叩诊可以单独进行或者结合触诊

● **音调**

叩诊腹部 4 个象限或 9 个分区

正常：腹部叩诊大部分区域均为鼓音，只有肝、脾所在部位和实质包块占据的部位为浊音，耻骨联合上缘的浊音区是膨胀的膀胱。参考第 136 页的腹部叩诊表格

异常：腹部浊音区扩大

● **肝区**

确定肝下界时，最好由腹部鼓音区沿右锁骨中线向上叩，如第 138 页的图所示，由鼓音转为浊音处即是，用笔做好标志。确定肝上界时，一般都是从肺部清音区沿右锁骨中线向下叩向腹部，当由清音转为浊音时，即为肝上界，同样用笔做好标志。测量两个标志的垂直距离

正常：肝脏下界位于右季肋下缘或稍低，上界在第 5 至第 7 肋间不等。两者之间的距离为肝上下径，为 6~12cm

异常：肝脏下界超出肋缘 2~3cm，上界高于第 5 肋间或者低于第 7 肋间，肝上下径<6cm或者>12cm

● **脾**

在左腋中线上进行，由肺部清音区开始向各方向叩诊。在左腋前线上，让患者深呼吸，叩诊左季肋区

正常：在左腋中线第 6~10 肋之间叩到脾浊音，患者深呼吸时，叩到鼓音

异常：脾浊音区扩大见于各种原因，可以是饱食后或者肠内粪便聚积。呼吸时，音调从鼓音变为浊音

● **胃**

在左前胸下肋缘以上叩诊

正常：胃底穹隆含气而形成胃泡鼓音区

异常：浊音

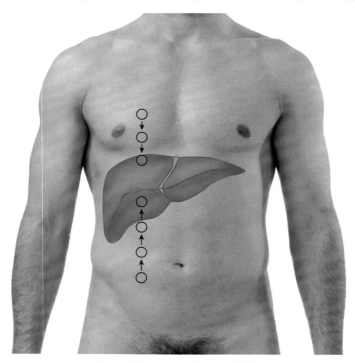

（From Wilson and Giddens，2009）

项目	结果
腹部浅触诊 　　站立于被检者右侧。以轻柔动作按顺序触诊，一般自左下腹开始逆时针方向至右下腹，再至脐部，依次检查腹部各区。原则是先触诊健康部位，逐渐移向病变区域，以免造成被检者感受的错觉。掌面向下，浅部触诊使腹壁压陷约为 1cm	**正常**：腹部柔软，腹肌紧张可能是因为触诊太深、检查者手太冷或者被检者怕痒 **异常**：肌紧张或抵抗感、压痛、肿块。若存在抵抗感，可在患者膝下垫针头并嘱患者用口慢慢呼吸，于吸气时感受腹直肌的松弛度。持续存在的紧张提示局部或广泛腹直肌强直

项目	结果

腹部中触诊

用上述的手法再次触诊全腹，触诊力度较前增大

正常：柔软，无触痛
异常：压痛

腹部深触诊

用上述手法深部触诊，使腹壁压陷至少 2cm 以上，有时可达 4~5cm，以了解腹腔内脏器情况，检查压痛、反跳痛和腹内肿物等。滑动触诊在被触及脏器或肿块上做上下、左右的滑动触摸，以探知脏器或肿块的形态和大小。如果因肥胖或者腹肌抵抗，可以将双手重叠，上面一只手施加压力，下面一只手感觉腹腔脏器，如下图所示。鉴别腹壁肿块还是腹腔内肿块，让患者在检查台上做屈颈动作，使腹壁肌肉紧张，如肿块更加明显，说明肿块位于腹壁上。反之，如变得不明显或消失，说明肿块在腹腔内，被收缩变硬的腹肌所掩盖

正常：腹腔脏器在手间滑动，可触及腹直肌、腹主动脉和部分结肠的边界。触及盲肠、乙状结肠、腹主动脉和剑突软骨附近稍有硬度
异常：触及突起、肿块以及与盲肠、乙状结肠、腹主动脉和剑突软骨无关的肿块。记录位置、大小、形状、质地、压痛、搏动、活动度以及与呼吸运动的关系

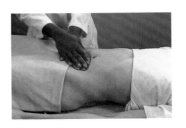

● **脐**

触诊脐凹，注意其是否位于中央且完整、柔软

正常：脐环圈而整齐，脐凹轻微凹陷或者外翻
异常：脐膨出，或呈结节、颗粒化，隆起明显

项目	结果
● 肝　　检查者用左手托住被检查者第 11 肋和第 12 肋,右手置于肝浊音界下方,指头对准右锁骨中线,如右上图所示。也可以将右手置于与肋缘大致平行,如右下图所示。让患者深呼吸,随患者呼气时,手指压向腹壁深部,吸气时,手指缓慢抬起朝肋缘向上迎触膈肌下移而向下的肝缘。如此反复进行,手指逐渐向肋缘移动,直到触到肝缘或肋缘为止	正常:正常情况下不能被触及 异常:有压痛、触及结节或者不规则 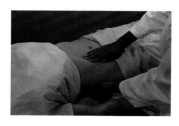 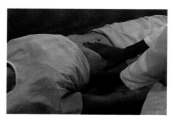
● 胆囊　　于肝缘下、腹直肌外缘处触诊	正常:正常时,胆囊位于肝之后,不能触及 异常:如果有触痛,常见于急性胆囊炎,在吸气过程中发炎的胆囊下移时碰到用力按压的拇指,即可引起疼痛,此为胆囊触痛,如因剧烈疼痛而致吸气中止,称为 Murphy 征阳性

项目	结果

● 脾

检查者站立于被检查者右侧,左手绕过被检者腹前方,手掌置于其左胸下部脊肋角,将其脾脏从后向前托起,如右上图所示,右手掌平放于左肋弓下（使用叩诊的标记）,嘱患者配合呼吸,如同触诊肝脏一样,轻柔地抬压指腹迎触脾尖,直至触到脾缘为止。让被检者取右侧卧位,双下肢屈曲,如右下图所示,重复双手触诊直至触到脾缘为止

正常:一般情况下,脾脏不能触及
异常:脾脏明显肿大而易触及

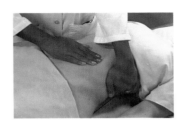

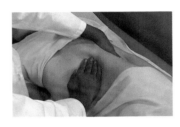

● 左肾

检查者站立于被检查者的右侧,以左手掌托起其左腰部,右手掌放在左肋缘处,于被检者深吸气时,双手夹触肾脏

正常:左肾不易触及
异常:触疼

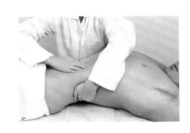

项目	结果
● 右肾 　　检查者站立于被检查者右侧,以左手掌托起其右腰部,右手掌放在右肋缘处,于被检者深吸气时,双手夹触肾脏	正常:触及右肾表面不平,质地坚硬 异常:右肾不易触及 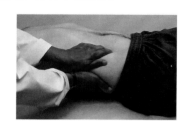
● 主动脉 　　于腹中线上轻轻地向左深压并感觉主动脉的搏动。也可以将手掌平放于腹中部,指尖在腹中线上,深压至腹主动脉两侧并感觉其搏动。对于体型瘦弱者,还可以用大拇指和其余四指触及腹主动脉轮廓	正常:如果可以触及明显搏动,搏动应为向前搏动。 异常:如果触及向两侧搏动,提示动脉瘤可能 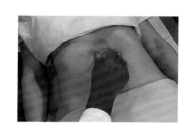
● 膀胱 　　叩诊确定充盈的膀胱轮廓,再行触诊	正常:正常膀胱空虚时,一般在盆腔内,不易触及。当膀胱充盈,并越出耻骨上缘在下腹中部时,可触及。充盈膀胱呈扁圆形或圆形,囊性感,并且叩诊时,叩出比周围肠腔音调更低的浊音 异常:排尿后,仍可以触及充盈的膀胱

项目	结果
让患者取坐位,叩诊肋脊角 　　检查者站于被检者后方,以左手掌平放在其右肋脊角处(肾区),右手握拳以尺侧面用轻到中等的力量叩击左手背。检查左侧肋脊角时,换手操作,方法同上	正常:无叩击痛 异常:肾区有不同程度的叩击痛
痛觉评估 　　检查者在检查被检者腹部时,同时观察被检查者的反应与表情,可以让被检者咳嗽、深呼吸、跳一跳或者步行几步,这有助于判断被检者的疼痛。对精神紧张或有痛苦者给以安慰和解释,询问被检者是否饥饿	异常:患者拒绝移动,伴恶心、呕吐和局部疼痛,没有饥饿感。详见第 144 页的表格
腰大肌试验 　　对疑诊阑尾炎的被检者,嘱被检者仰卧位,抬升右腿使右髋关节前屈,检查者用手向下压被检者右腿	异常:右下腹疼痛 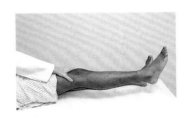
闭口内肌试验 　　对疑诊阑尾穿孔或者盆腔脓肿的患者,嘱患者仰卧位,使右髋和右大腿屈曲,膝盖弯曲 90°,检查者握住患者右脚踝向内向外旋转其右腿,如图所示	异常:右下腹疼痛 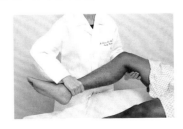

根据解剖区域分布的痛觉的病因分析

右上腹	脐周(续)
十二指肠溃疡	肠系膜血管血栓形成
肝炎	动脉瘤
肝大	憩室炎
右下叶肺炎	左上腹
胆囊炎	脾破裂
右下腹	胃溃疡
阑尾炎	动脉瘤
输卵管炎	结肠穿孔
卵巢囊肿	左下叶肺炎
输卵管卵巢脓肿	左下腹
异位妊娠破裂	乙状结肠憩室炎
肾/输尿管结石	输卵管炎
绞窄性疝	卵巢囊肿
Meckel 憩室炎	异位妊娠破裂
局部回肠炎	输卵管卵巢脓肿
盲肠穿孔	肾/输尿管结石
脐周	绞窄性疝
肠梗阻	结肠穿孔
急性胰腺炎	局部回肠炎
早期阑尾炎	溃疡性结肠炎

腹痛性质及发作形式

特点	可能相关疾病
烧灼样痛	消化道溃疡
压榨性痛	胆囊炎、肠胃炎
绞痛	阑尾炎合并粪石堵塞、肾结石
酸痛	阑尾刺激
刀割样疼痛	胰腺炎
撕裂样疼痛	主动脉夹层
缓慢起病	感染
急性起病	十二指肠溃疡、急性胰腺炎、肠梗阻、肠穿孔

鉴别诊断要点

主诉	结果

食管裂孔疝合并食管炎

上腹部疼痛或伴有胃灼热感。卧位时,加重;站立位时或者服用抑酸药时,可减轻;反酸;吞咽困难;突然发作的呕吐、疼痛和不能吞咽时,提示发生疝嵌顿

病情严重时,查体可见咽后壁充血及声带水肿

胃食管反流病

胃灼热或者胃酸过多性消化不良(胸骨后烧灼样疼痛,可放射到颈部和喉部);反酸,可伴有声嘶;婴幼儿可出现弓背或拒食、反刍和呕吐;哮喘加重,引起呼吸道疾病,并且出现食管出血

病情严重时,查体可见咽后壁充血及声带水肿。频繁的呕吐会导致婴幼儿生长发育迟缓

十二指肠溃疡

上腹部饥饿痛,进食或者服用抑酸药后,可缓解;伴有上消化道溃疡出血时,可有呕血、黑便、头晕,甚至晕厥

前壁溃疡在腹部触诊时,可有疼痛;严重的上消化道溃疡出血可以表现为血压下降、脉搏增快和红细胞比容降低;急性腹痛可能是溃疡穿孔的体征,危及生命

主诉	结果
急性腹泻	
急性发作,持续时间<2周;腹痛、腹泻、恶心、呕吐、发热、里急后重(排便不尽感);如果上述症状在两人或多人进食同一种食物后发生,应怀疑为食物中毒	全腹痛,类似于腹膜炎的右下腹疼痛或肌抵抗;病情严重时,可以发展到中度至重度的脱水(血压下降、心率增快)
克罗恩病	
慢性腹泻(可为血便),伴有吸收不良及痉挛性疼痛,病程反复,往往是不可预知的发作和缓解	触诊时,可触及腹部包块,是由肠粘连、肠壁与肠系膜增厚、肠系膜淋巴结肿大、内瘘或局部脓肿形成所致;肛周皮赘、瘘管、脓肿形成;肠外表现有大关节炎、结节性红斑、坏疽性脓皮病等
溃疡性结肠炎	
脓血黏液便,重者每天排便20~30次,水样腹泻;根据结肠累及程度,症状从轻度到重度不等;体重下降,倦怠乏力	一般没有瘘管的形成或者肛周病变;淤胆型转氨酶升高提示硬化性胆管炎可能
肠易激综合征	
由腹痛、腹胀、便秘和腹泻组成的综合征;有些患者出现交替性的便秘和腹泻;大便可带有黏液	缺乏特异性的检查结果
结肠癌	
可以有腹痛、肉眼可见的血便,但是通常是隐血试验发现的便血;可有大便性状和习性的改变	疾病进展期可在右下腹或者左下腹发现明显肿块;直肠指诊可以发现直肠肿块

主诉	结果

肝炎

部分无症状；部分出现黄疸、厌食、腹痛、白陶土样大便、茶色尿液和倦怠

肝功能异常、黄疸、肝肿大

肝硬化

有些患者无症状；有些患者出现黄疸、厌食、腹痛、白陶土样大便、茶色尿液和倦怠；有些患者出现明显的腹部静脉曲张、蜘蛛痣、呕血和腹水

肝功能异常，黄疸，早期肝脏无痛性肿大，质硬；晚期肝硬化时，肝脏体积缩小，进而出现门脉高压以及食管静脉曲张，还有营养不良和负氮平衡

胆囊炎

急性：右上腹疼痛呈放射性，最常见的放射部位是躯干中线到右肩胛区；疼痛常突然发作，十分剧烈，持续 2~4 小时；可伴发热、黄疸、食欲不振。慢性：反复多次急性发作；厌油、腹胀、恶心、食欲不振，非特异性腹痛

右上腹或者上腹部剧烈腹痛；不自主的腹肌紧张或反跳性疼痛；有些患者在右上腹见明显肿胀的胆囊

慢性胰腺炎

持续腹痛，体重下降以及脂肪泻

右上腹或者上腹部弥漫性腹痛；不自主的腹肌紧张或反跳性疼痛；胰酶升高（淀粉酶和脂肪酶）；可形成胰腺囊肿；随着病程进展，可出现营养不良的表现

肾盂肾炎

侧腹部痛、排尿困难、发热，可以有寒战、尿频、尿急和血尿

起病时，有肋脊角疼痛（CVA）；脓尿和菌尿

主诉	结果

肾结石

发热、尿痛、血尿；发作时，有严重痉挛痛和腰痛，伴恶心和呕吐；当结石随尿排出时，常有放射性疼痛从腰部到腹股沟再到阴囊或阴唇

起病时，有剧烈的绞痛；触诊时，可以有肋脊角疼痛或者腹痛；镜下血尿

阑尾炎

开始为脐周或上腹部痛，性质为绞痛；后续发展为右下腹固定性疼痛；厌食，恶心，可在腹痛后出现呕吐；低热

肌抵抗，疼痛，腰大肌试验或者闭口内肌试验阳性；麦氏点压痛

常见腹部疾病临床症状总结

体征	描述	相关疾病
Aaron 征	阑尾炎尚未涉及壁腹膜时，有些患者按压其麦氏点时可不出现右下腹痛，而是上腹或心前区疼痛	阑尾炎
Ballance 征	左侧卧位右腰部叩诊呈空音，右侧卧位左腰部叩诊呈固定性浊音	腹膜炎
Blumberg 征	反跳痛	腹膜炎、阑尾炎
Cullen 征	脐周皮肤瘀斑	腹腔内大出血、如急性出血性胰腺炎、宫外孕破裂
Dance 征	右下腹肠鸣音缺失	肠套叠
Grey Turner 征	侧腹部皮肤瘀斑	腹腔积血、胰腺炎
Kehr 征	腹痛放射至左肩	脾脏破裂、肾结石、异位妊娠

（待续）

常见疾病临床症状总结(续)

体征	描述	相关疾病
Markle 征(足跟试验)	让患者直立,膝盖伸直,踮起胸尖,放松,然后双足跟用力下蹾,阳性患者会有明显腹痛	腹膜炎、阑尾炎
McBurney 征	麦氏点压痛和反跳痛(麦氏点为脐与右髂前上棘连线中外 1/3 交界处)	阑尾炎
Murphy 征	触及炎症胆囊时,吸气突然中止	胆囊炎
Romberg-Howship 征	因闭孔疝压迫闭孔神经,故沿股内侧至膝均感疼痛	绞窄性闭孔疝
Rovsing 征	加压左下腹引起右下腹疼痛加重	腹膜炎、阑尾炎

急性腹痛常见原因

疾病	常见疼痛特点	其他发现
阑尾炎	开始为脐周或上腹部范围较弥散疼痛,性质为绞痛;后续发展为定位清楚的右下腹疼痛,即麦氏点压痛	肌抵抗,疼痛,腰大肌试验及闭口内肌试验阳性,右下腹皮肤感觉过敏;厌食,恶心,可在腹痛后出现呕吐;低热;阿伦征、结肠充气试验及麦氏征阳性
腹膜炎	急性起病或者逐渐起病;炎症范围分为弥散性和局限性,可为钝痛或者剧烈强直性疼痛;腹肌紧张;深吸气时,疼痛	呼吸浅速;Ballance 征、Blumberg 征以及足跟试验阳性;肠鸣音减弱,恶心、呕吐;腰大肌试验及闭口内肌试验阳性

(待续)

急性腹痛常见原因(续)

疾病	常见疼痛特点	其他发现
胆囊炎	右上腹或者上腹部剧烈腹痛;可放射到右肩胛区	右上腹触痛及肌强直,墨菲征阳性,右上腹可见明显肿胀的胆囊,食欲不振、恶心、发热及黄疸。
胰腺炎	多数为突然发病,表现为剧烈腹痛,多位于左上腹、上腹部或者脐周,腰背部有"束带感",并多向左肩背部放射	上腹部疼痛,呕吐、发热、休克;Grey Turner 征及 Cullen 征可在起病后的 2~3 天出现
输卵管炎	下腹部不适,通常左侧更严重	恶心、呕吐、发热、耻骨上区疼痛、腹肌强直、盆腔检查时,有疼痛感
盆腔炎	下腹部不适,随活动增加而加重	病变累及子宫附件和宫颈,宫颈分泌物多,常常有性交痛
憩室炎	上腹部不适,饭后出现向左下腹放射性疼痛,后背也可有放射性疼痛	腹胀、肠鸣音异常,腹泻和排尿困难,触诊时疼痛
胃溃疡或十二指肠溃疡穿孔	急性发作的右上腹疼痛;可有右肩牵涉痛	肝浊音界缩小或消失;上腹部或右上腹;腹肌紧张,有反跳痛
肠梗阻	急性起病,剧烈的痉挛性疼痛;疼痛位于脐周或上腹部	腹胀、轻微的反跳痛、呕吐、局部疼痛,可见肠型;麻痹性肠梗阻时,肠鸣音消失;而机械性肠梗阻时,肠鸣音活跃
肠扭转	病变多在下腹部或脐周	腹胀、恶心、呕吐,腹肌强直;乙状结肠发生扭转时,体征明显

(待续)

急性腹痛常见原因（续）

疾病	常见疼痛特点	其他发现
腹主动脉瘤破裂	腹中线搏动，破裂后血液可渗透到背部、腰部	恶心、呕吐，腹部包块，听诊有杂音
胆石症引起的胆绞痛	间断性发作，出现右上腹部痛或上腹剧痛，持续15分钟到数小时不等，可放射至肩胛下区，尤其是右侧	右上腹疼痛，腹壁柔软，食欲缺乏、呕吐、黄疸，发作时，四肢冰冷
肾结石	间断性发作的腰背部剧烈疼痛，疼痛放射到腹股沟和外阴部	发热、排尿困难；Kehr 征阳性。
异位妊娠	下腹部不适；肩膀有牵涉痛；宫外孕破裂后，有剧烈疼痛	下腹部疼痛，妊娠的症状，阴道点滴出血，经期延迟，未破裂时，双手合诊可发现盆腔包块，此时腹壁还是柔软；当宫外孕破裂时，患者可因失血过多出现休克，此时腹壁紧张、膨胀，为 Kehr 征及 Cullen 征阳性
卵巢囊肿破裂	下腹部不适，位置固定，随着咳嗽和活动增加	呕吐、低热、食欲缺乏，盆腔检查时疼痛
脾破裂	左上腹剧烈疼痛，左肩放射痛；双脚从床面离开时，疼痛加剧	休克、苍白、四肢冰冷

* 症状说明参见第 148~149 页的表。

慢性腹痛常见疾病

疾病	常见疼痛特点	其他发现
肠易激综合征	上腹部不适；绞痛、变化、不频繁，与胃肠功能有关	缺乏特异性体征；胃肠胀气疼痛，排气或排便后轻松

（待续）

慢性腹痛常见疾病(续)

疾病	常见临床表现	其他发现
乳糖不耐受	饮用牛奶或者使用乳制品后,出现腹绞痛	可以有腹泻,缺乏特异性体征
憩室病	固定性疼痛	腹痛、发热
便秘	腹绞痛或者钝痛,疼痛没有舒缓或者加重	粪便干结、直肠内粪便
子宫肌瘤	经期痛、性交痛	可触及肌瘤
疝气	腹压增加时的固定性疼痛	疝气体征
食管炎/胃食管反流病	胃灼热,中上腹侵蚀性疼痛,躺卧位时,加重	缺乏特异性体征
消化道溃疡	烧灼样或侵蚀性疼痛	触诊时,可有上腹部疼痛
胃炎	上腹部持续性烧灼样痛	可伴有恶心、呕吐,或者发热,缺乏特异性体征

Modified from Dains et al, 2011. Advanced Health Assessment & Clinical Diagnosis in Primary Care (Mosby)-Trade paperback (2011) by Joyce E Dains, Linda Ciofu Baumann, Pamela Scheibel.

尿失禁鉴别诊断

疾病	病史	体征
压力性尿失禁	咳嗽、打喷嚏、大笑或者跑步时有少量的尿失禁;既往盆腔手术史	盆底肌松弛,膀胱膨出,直肠膨出,宽松的尿道括约肌,刺激试验尿失禁,萎缩性阴道炎;残尿量<100mL

(待续)

尿失禁鉴别诊断(续)

疾病	病史	体征
急迫性尿失禁	不受控制的急迫性大量的尿失禁,既往中枢神经系统疾病史,例如:脑中风,多发性硬化、帕金森病	一般只有中枢神经系统疾病的相关体征;残尿量<100mL
充溢性尿失禁	少量的尿失禁,表现为小便淋漓不尽,排尿不畅;男性患者通常有前列腺增生的症状:夜尿、小便淋漓、排尿起始延缓,尿线细而无力	膨胀的膀胱、前列腺增生,直肠内粪便堆积,难以排除;残尿量>100mL
	神经源性膀胱:肠道疾病史、脊髓损伤史或者多发性硬化	脊髓受损的证据,糖尿病神经病变;括约肌松弛;步态障碍
真性尿失禁	患者精神状态改变,行动障碍	患者精神状态改变,行动障碍
	药物性:安眠药、利尿药、抗胆碱能药物、肾上腺素、钙离子阻滞剂	患者精神状态改变或者没有相关的体征

儿科检查注意事项

检查

项目	结果

视诊全腹

如果可以的话，最好在婴儿安静和放松的时候检查婴儿的腹部。吮吸奶嘴可以让婴儿安静。3 岁以下的婴幼儿最好放在父母的大腿上检查

项目	结果
● **腹形/对称**	正常:3 岁儿童的腹部向前突出 异常:腹部膨隆则可能是脏器增大,大便淤积或者腹腔肿块
● **腹部运动**	正常:新生儿和婴儿上腹部可见搏动 异常:幽门狭窄的患儿可在腹部见胃肠蠕动波

叩诊

项目	结果
● **音调**	正常:由于婴儿哭闹和喂食过程中吞咽的空气较多,婴儿腹部叩诊鼓音区域较成人稍大

浅和深触诊

项目	结果
● **脐环**	正常:婴儿和儿童可有脐疝气(一般 1~2 岁自发闭合)
● **肝**	正常:幼儿的肝脏可在肋缘下 2~3cm。

项目	结果	
	年龄	肝的上下径(cm)
	6 月龄	2.4~2.8
	12 月龄	2.8~3.1
	24 月龄	3.5~3.6
	3 岁	4.0
	4 岁	4.3~4.4
	5 岁	4.5~5.1
	6 岁	4.8~5.1
	8 岁	5.1~5.6
	10 岁	5.5~6.1

典型病例

　　主诉:女性,44 岁,主诉上腹部及胸部烧灼样疼痛。饮食后发作,特别是进食酸性食物后,每次发作持续 1~2 小时,躺卧位加重。时而口里发苦,并且有肿胀感。抗酸制剂无效。无恶心、呕吐及腹泻。无咳嗽或呼吸困难。

　　结果:腹型圆润对称,脐周有白色条纹。右下腹可见一长为 5cm 的白色手术切口,恢复良好。未见搏动或胃肠蠕动。肠鸣音活跃。上腹部叩诊鼓音。右锁骨中线上肝上下径达 8cm。吸气时,触诊肝下缘坚实、圆滑且无触痛。脾不大。浅触诊腹肌柔软松弛。深触诊,未发现包块及触痛。肋脊角无叩痛。

第 **15** 章

女性生殖器

检查工具

- 灯或其他光源
- 手术罩
- 内窥器
- 手套
- 水溶性润滑剂
- 巴氏涂片/人乳头状瘤病毒(HPV)收集器材
  - 收集器材(木质或塑料压舌板、宫颈刷)
  - 载玻片和细胞固定剂或其他液体收集介质
- 根据需要可能用到的其他器材
  - 棉签
  - 培养皿
  - 生物 DNA 检测

检查

嘱患者取截石位,用铺巾覆盖以减少暴露。

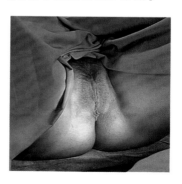

项目	结果

外生殖器

洗手、消毒、戴手套

嘱患者分开双腿或取截石位。告诉患者将要开始体查,然后检查者触摸患者大腿下方并且将手从大腿逐渐移动至外生殖器

检查并触诊阴阜

- **特点**　　　　　　　　　正常:皮肤光滑而干净
　　　　　　　　　　　　　异常:卫生状况不佳

- **阴毛**　　　　　　　　　正常:符合女性阴毛的分布特点
　　　　　　　　　　　　　异常:可见阴虱

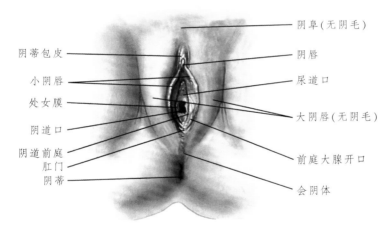

阴蒂包皮　　　　　　　　　　　　　　　阴阜(无阴毛)
小阴唇　　　　　　　　　　　　　　　　阴唇
处女膜　　　　　　　　　　　　　　　　尿道口
阴道口　　　　　　　　　　　　　　　　大阴唇(无阴毛)
阴道前庭
肛门　　　　　　　　　　　　　　　　　前庭大腺开口
阴蒂　　　　　　　　　　　　　　　　　会阴体

(From Lowdermilk and Perry,2004)

检查并触诊阴唇

- **大阴唇**　　　　　　　　正常:张开或闭合,干燥或湿润,萎
　　　　　　　　　　　　　缩或丰满,组织柔软而均匀,通
　　　　　　　　　　　　　常是对称的

项目	结果
	异常:肿胀、泛红、压痛、变色、静脉曲张、松弛,或者可见外伤或瘢痕。若有表皮脱落皮疹或损伤,则询问患者是否有擦伤史
● 小阴唇 　　用一只手的手指分开小阴唇,用另一只手的拇指和示指触诊	正常:湿润,内表面呈深粉色。组织柔软而均匀
	异常:压痛,有炎症,有刺激性,表皮脱落,组织褶皱间排泄物成团,褪色,溃疡,囊泡,不规则,或者可见小结节。与近期性行为无关的阴唇系带充血
阴蒂的检查 ● 大小和长度	正常:长度 ≤2cm;直径为 0.5cm
	异常:增大,萎缩,可见炎症反应,或粘连
尿道口及阴道口的检查 ● 尿道口	正常: 闭合成狭缝或不规则地张开,靠近或位于阴道口内,通常位于中线处
	异常:排泄物,息肉,肉垂,瘘管,损伤,有刺激感,炎症,或者肿胀
● 阴道口	正常:狭缝细小且垂直或者孔口大且边缘不规则,组织湿润
	异常:肿胀,有污点,有排泄物,损伤,瘘管,或者龟裂

项目	结果

斯基恩腺

告知患者,检查者将用一根手指插入她的阴道并且向前挤压。检查者掌心朝上,将示指插入至第二指节,向上挤压,然后通过向外移动手指刺激斯基恩腺分泌。分别在尿道的两侧及尿道下方挤压斯基恩腺

异常:有分泌物或压痛。注意分泌物的颜色、黏稠度和气味;并送检测

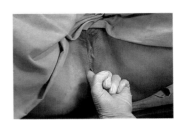

前庭大腺的触诊

告知患者,检查者将要挤压其阴道入口。先触诊示指和拇指间的组织,然后触诊两侧的所有组织,特别是仔细检查大阴唇后外侧部

正常:无肿胀

异常:肿胀,压痛,包块,局部温度偏高,有波动感,或有分泌物。注意分泌物的颜色、黏稠度和气味,并送检测

检查阴道肌张力

嘱患者收缩检查者手指周围的阴道口

正常:未产妇阴道收缩有力,经产妇稍差

异常:子宫或子宫颈突出

定位子宫颈

将手指置于适当的位置,将手指伸入阴道定位子宫颈注意宫颈的方向。这有助于在插入阴道窥器时定位宫颈

正常:位于中线处,可呈水平位、前倾位或后倾位

异常:向左或向右偏斜

若有指征,检查是否有膨出及尿失禁

嘱患者用力

正常:无膨出

异常:前壁或后壁膨出,或有尿失禁

项目	结果

会阴的检查和触诊

用拇指和示指按压会阴

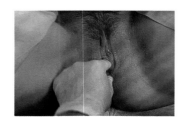

正常:会阴表面光滑——未产妇通常厚而光滑，经产妇稍薄而僵硬。行会阴侧切的经产妇可有手术瘢痕

异常:压痛、炎症，可见瘘管、损伤，或有异物增长

肛门的检查

● *皮肤特征*

正常:皮肤粗糙可见暗色节段

异常:可见瘢痕、损伤、炎症、裂纹、肿块、皮赘，或表皮脱落

内生殖器—阴道窥器检查

若检查外生殖器时触摸了会阴及肛门皮肤,检查内生殖器前则需更换手套

用水或水溶性润滑剂润滑阴道窥器及手套。获取子宫颈抹片时,以水润滑为宜

插入阴道窥器

告知患者即将开始检查;然后插入两个手指置于阴道入口下方,然后轻轻地往下压。嘱患者缓慢呼吸并且有意识地放松肌肉

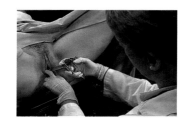

用手指充分分开小阴唇以暴露阴道口。然后沿着阻力最小的方向缓慢插入阴道窥器，通常稍向下,同时避免对尿道和阴道壁造成损伤。有检查者习惯以一定的倾斜角度插入阴道窥器,也有一部分检查者习惯水平置入

项目	结果
不论哪种情况,均应避免接触阴蒂,牵扯阴毛,或夹住阴唇皮肤。根据阴道的长度插入阴道窥器。保持向下的压力,同时通过控制拇指的力量张开阴道窥器。缓慢调整阴道窥器位置直到看见宫颈口。调整光源,然后操纵阴道窥器深入阴道内以充分暴露宫颈。固定鸭嘴器的远端,若有需要,调整其近端	

子宫颈的检查

● **颜色**

正常:呈均匀分布的粉红色,宫颈口可见对称分布的红斑

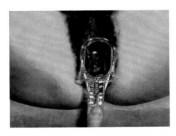

(From Edge and Miller, 1994)

异常:宫颈口泛蓝、泛白或泛红(尤其是边界不规则时)

● **位置**

正常:位于中线处,呈水平位、前倾位或后倾位。突出至阴道内为1~3cm

异常:向左或向右偏斜,突出至阴道>1~3cm

● **大小**

正常:直径约为3cm

异常:>3cm

● **形状**

正常:均衡

异常:歪曲

项目	结果
● **表面特点**	正常:表面光滑。宫颈口可能有红圈环绕(鳞状上皮)。可见凸起小而呈白或黄色的环状区域(宫颈纳氏囊肿)
	异常:组织脆弱,红色不规则区,颗粒状区域,或可见白斑
● **分泌物** 　　注意分泌物。弄清楚分泌物是源自宫颈或阴道	正常:无异味,呈乳白色或透明状,质地黏稠、稀薄,或者呈纤维状(通常会在月中或月经前量变多)
	异常:有异味,呈白色、黄色、绿色或灰色
● **宫颈口大小和形状** 　　遵循人类分泌物安全收集标准预防指南	正常:未产妇为细小,呈圆形、椭圆形。已产妇:狭缝呈水平状或不规则,呈星型
	异常:由于流产导致的创伤产生撕裂,宫内节育器难以在宫颈口内移动或遭遇性虐待
撤出阴道窥器检查阴道壁 　　解开阴道窥器,然后缓慢移出,旋转阴道窥器以检查阴道壁。在移动的过程中保持向下的压力,并用示指勾住鸭嘴器。注意淤积在鸭嘴器后半片分泌物的气味并留取样本	正常:阴道壁的颜色与子宫口一致或更浅,湿润,光滑或褶皱,且质地均匀。分泌物质地轻薄、透明或浑浊,无异味
	异常:分泌物有红色斑块、病变、苍白、撕裂、出血、结节、肿胀。分泌物质地浓稠、或呈泡沫状,颜色呈灰色、绿色或黄色,有异味

内生殖器—双合诊

　　更换手套,然后润滑检查手的示指和中指,告知患者将要用手指检查其内生殖器。在检查过程中,应避免拇指触摸到患者的阴蒂

获取阴道涂片并留培养

获取阴道标本应在阴道窥器置于阴道内适当位置时进行,但应在宫颈及其周围组织的检查完成后进行。根据指征,收集标本行子宫颈抹片检查、HPV检测、性传播感染筛查和湿片法检查。以患者姓名及标本种类标记所取样本(如宫颈涂片检查、阴道涂片检查和培养)。确保遵循人体分泌物安全采集的标准预防措施

常规宫颈刮片检查

宫颈刷替代或与传统的刮片合用可提高获取细胞的质量。圆柱形刷子(如细胞刷)仅用于收集宫颈内细胞。首先,用刮片从宫颈外口刮取样本。将刮片插入宫颈口并旋转360°,保持其对宫颈组织的冲洗。取下的样本均匀地涂抹在玻片上。固定样本并标记为子宫颈阴道部。然后将刷子置入阴道内,并且将其插入宫颈口直到只有最靠近刷子柄的刷毛暴露在外。缓慢旋转半圈至一圈。准备好玻片。将刷子的两面各自在玻片上轻刮一下以保证标本均一致地分布在玻片上。固定样本并以子宫颈阴道部命名。将刷子置入阴道内,并且将其插入宫颈口直到只有最靠近刷子柄的刷毛暴露在外。缓慢旋转半圈至一圈。准备好玻片。将刮的两面各自在玻片上轻刮一下以保证标本均一致地分布在玻片过程,退出刷子并通过适当的压力旋转刷子将所取样本转移至玻片上,固定样本并以宫颈内组织命名。或者,也可以将两个样本置于同一玻片上

扫帚样刷子用于同时收集子宫颈阴道部与宫颈内细胞。这种刷子具有灵活的塑料刷毛,其可以减少检查后出血。将刷子置入阴道内,然后将其中央的长刷毛插入宫颈口直到侧面的刷毛被外子宫颈完全弯曲。保持轻柔的压力,通过拇指和示指旋转把柄以控制刷子从左至右旋转3~5。然后撤出刷子并将样本轻划两下转移至玻片上。先涂刷毛的一面,然后将刷子翻转并将另一面在玻片上同一区域轻刷一遍。最后,涂上固定剂并以子宫颈阴道部及宫颈内组织命名

液态宫颈涂片法

液态制剂技术适用于扫帚样取样装置,将刷子的中央部刷毛插入子宫颈内管足够深处以使短刷毛能充分接触外子宫颈。轻推并顺时针旋转刷子5次。将刷子置入溶液瓶中并同通过将刷子推入瓶底冲洗刷子10次以使刷毛分开。最后,用力旋转刷子以使样本进一步从刷毛上释放进入溶液中。弃去收集装置,或者,直接将收集装置的刷毛端直接置于溶液瓶中。不论使用何种收集装备,检查者均应遵循制造商和实验室的操作要求,并且适当保存所收集的样本,盖紧瓶盖以防止样本转运过程中出现渗漏和损失。液态样本法也可以用于HPV检测

淋球菌培养样本

宫颈涂片检查完成后立即进行:将灭菌的棉拭子置入阴道,并插入子宫颈口保持 10~30 秒,撒回棉拭子,将样本在培养基上划 Z 型,划的同时旋转棉拭子。在培养管或者培养皿上贴上标签,随后的样本转移和升温按正常程序处理。如果有指征,在移除窥阴器后,做肛门部细菌培养。在直肠置入一个新的灭菌的棉拭子约为 2.5cm,绕直肠壁旋转一圈并保持 10~30 秒。撒回棉拭子,样本处理同阴道培养。目前,淋球菌培养相比衣原体和淋病 DNA 检测使用频率少

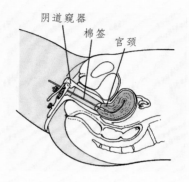

生物体 DNA 检测

用涤纶拭子(塑料或金属棒)收集样本;木制的棉签头的拭子可能会干扰检测结果。同时确保在保质期内,不使用过期的材料。将拭子置入子宫颈口,在子宫颈内管旋转 10~30 秒,使足够量的样本附着在拭子上。避免接触阴道黏膜,以免污染样本。撒出拭子,将其放入装有样本试剂的试管中

湿涂片和氢氧化钾检测

对妇女的阴道分泌物进行镜检,发现在该妇女的阴道分泌物中有阴道毛滴虫、细菌性阴道炎或念珠菌感染的存在。用拭子取阴道分泌物标本,涂抹于在载玻片上,加入 1 滴生理盐水,盖上盖玻片,置于显微镜下观察。若发现毛滴虫的存在,则表明分泌物中存在阴道毛滴虫。若发现细菌性上皮细胞(线索细胞)的存在,则说明患有细菌性阴道炎。在另一张载玻片上涂抹分泌物样本,滴入 10%氢氧化钾水溶液,盖上盖玻片。气味测试表明,患者患有细菌性阴道炎。氢氧化钾可以溶解上皮细胞和细胞碎片,并促进真菌菌丝体的可视化。在显微镜下观察菌丝片段,发现菌丝和出芽酵母细胞的存在,则表明患者可能感染念珠菌

项目	结果
手指插入阴道时触诊阴道壁	
小技巧:将示指和中指插入阴道口并向下按,待肌肉松弛后渐渐触诊阴道壁至手指插入全长	正常:平滑,均质 异常:压痛、损伤、囊肿、结节、包块,或者增生
宫颈触诊	
用手指掌面定位宫颈,触诊游离端,并滑动手指触诊宫颈周围至穹隆部	
● **大小,形状,长度**	正常:与窥阴器检查结果一致
● **质地**	正常:未产妇坚实,经产妇较柔软 异常:结节、质硬,或者粗糙
● **位置**	正常:在中线水平位或指向前方或后方,突入阴道内 1~3cm 异常:偏向左侧或者右侧。突入阴道内>1~3cm
● **活动性** 　　用手指轻柔抓住宫颈左右摇动,观察患者的面部表情	正常:每个方向为 1~2cm 动度。较轻微的不适感 异常:活动时,疼痛(宫颈运动压痛)

项目	结果

子宫触诊

● **位置与方位**

　　将外面的手掌面置于腹中线脐与耻骨联合中点处,阴道内的手指置于阴道前穹隆。外面的手指一边向下压一边慢慢向耻骨滑动,阴道内的手指背面向下压宫颈的同时指尖向内和向上

　　如果子宫是前倾或者前屈位,两手手指会在耻骨水平触及子宫底。如果触不到子宫,将阴道内的手指一起置于阴道后穹隆,外部的手立即放在耻骨联合上。外部的手向下压的同时阴道内的手指向上推宫颈。如果子宫是后倾或者后屈位,就能触及子宫底。如果以上操作都不能触及子宫,将阴道内的手指移向宫颈的一侧,接触宫颈向内压,同时尽可能去触及子宫

正常:在中线,水平位,或者指向前方或后方。突入阴道内 1~3cm

异常:偏向左侧或者右侧。突入阴道内>1~3cm

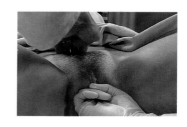

项目	结果

滑动手指使其位于宫颈的顶部和底部,持续向内压宫颈同时移动外部的手,尽可能触及子宫的大部分(当子宫处于中间位,外部的手不能触及子宫)

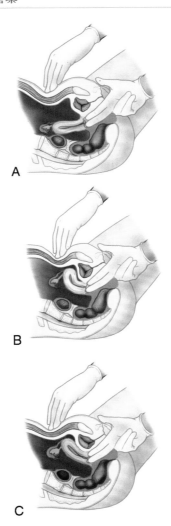

A

B

C

项目	结果

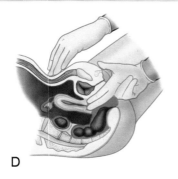
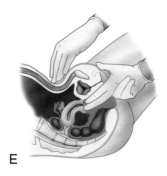

(A)前倾;(B)前屈;(C)后倾;(D)后屈;(E)子宫中位。

● **大小,形状,轮廓**

正常:梨形,为长 5.5~8cm(经产妇所有径线要长)。轮廓圆润,未产妇子宫壁结实且平滑

异常:超过正常值,平滑度或轮廓不规则

● **移动性**

在阴道内手指及外部手之间轻轻移动子宫

正常:前后平面可移动

异常:子宫固定或运动过程中疼痛

卵巢触诊

将外部的手指置于右下象限,阴道内手指置于右侧阴道穹隆与之配合。阴道内手指向内上朝向腹部手用力,腹部的手同时向下用力,斜向耻骨联合滑动触诊。两手相互协作共同触诊整个区域。相同手法触诊左侧卵巢

项目	结果
● 质地	正常：如果可以触及，卵巢应该是固定且平滑的，轻到中度触痛 异常：触痛明显或者结节感。输卵管可触及
● 大小	正常：3cm×2cm×1cm 异常：增大
● 形状	正常：卵圆形 异常：扭曲状

附件区触诊

利用手的位置来触诊卵巢	正常：附件一般难以触及 异常：包块及触痛。若触及包块，描述包块大小、形状、位置，是否触痛

内生殖器——阴道直肠检查

更换手套。对于这项检查，患者可能会觉得不舒服。明确告诉患者，虽然可能会感觉到想排便，但实际上并不会。请患者缓慢呼吸，试着放松括约肌、直肠以及臀部

分别将示指置入阴道，中指置入肛门

中指置入肛门时，用中指压肛门，嘱患者屏气向下用力，中指顺势通过括约肌滑入直肠

评价括约肌张力

触诊肛门直肠连接部位，将手指放置在上面。嘱患者收缩及放松括约肌	正常：括约肌收缩力度均匀 异常：特别紧张、松弛，或者括约肌缺如

触诊直肠前壁及阴道直肠隔

尽可能滑动里面的手指，嘱患者屏气并向下用力。旋转直肠内的手指触诊直肠前壁及阴道直肠隔	正常：光滑且连续。宫体及子宫底有时感觉像后屈的子宫 异常：包块、息肉、结节、狭窄、不规则、触痛

项目	结果

子宫后部触诊

　　将位于体外的一只手置于耻骨联合上方,并往下用力向深部按压,与此同时,位于阴道后穹隆的手指由宫颈后方用力向上按压,正如下图所示。尽可能多地触诊子宫后部

正常:位置、方位、大小、形状、轮廓与双合诊检查结果一致

异常:触痛

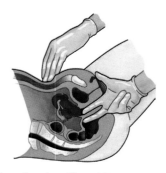

(From Lowdermilk and Perry, 2004)

直肠后壁触诊

　　退出手指时,旋转直肠内手指以评估直肠后壁

正常:光滑且连续

异常:包块、息肉、结节、狭窄、不平整,触痛

戴手套,注意手指移除时大便的性状

正常:浅至深褐色

异常:血便。注意大便颜色,如果有指征取标本做大便潜血实验

除非患者不能做到,否则让患者自己擦拭润滑剂

鉴别诊断要点

主诉	结果
经前期综合征	
乳房肿胀、压痛、痤疮、身体浮肿、体重增加、头痛或关节痛、食欲增加、易怒、注意力难集中、情绪波动、不明原因哭泣、情绪低落,这些症状通常发生于月经前 5~7 天(黄体期)。月经期开始时,症状好转	无;诊断基于临床症状
子宫内膜异位症	
骨盆疼痛、痛经、月经量多、经期延长	可无阳性体格检查结果;双合诊可在宫骶韧带触及痛性结节。腹腔镜检查可确诊
尖锐湿疣(生殖器疣)	
病变可在阴唇、前庭或肛周区域	肉色的,白粉色至红棕色,不连续,缓慢生长在阴唇、前庭或者肛周区域;可能单个发生或者成簇出现,可能长大成菜花状包块
生殖器疱疹	
生殖器区域疼痛性病灶、不洁性接触史,可有排尿疼痛或灼热感	生殖器区域红色小疱疹
阴道感染	
阴道溢液,可伴随有泌尿系症状	见第 173~174 页的表格
偶尔无症状	
宫颈癌	
通常无症状,偶有阴道出血	宫颈或周围质硬颗粒状外观。病变可进展呈菜花样生长,范围广,不规则,易出血。癌前病变和癌症早期改变应通过宫颈涂片检查发现,而不是体格检查

主诉	结果

子宫出血

见第 175 页的表格

名词解释

- 闭经:月经停止
- 月经过频:月经周期缩短<19~21天
- 月经稀发:月经周期延长>35 天
- 周期正常的月经过多：周期规则,经期正常,但经量过多
- 月经量过少:周期规则,经期正常,经量过少
- 经期延长的月经过多:周期规则,经期延长,经量过多
- 子宫不规则出血：周期不规则,经期延长,经量过多
- 子宫不规则过多出血:周期不规则,经期延长,经量过多,或非经期异常出血

盆腔炎性疾病(PiD)

性交痛、尿痛、阴道不规则流血、右上腹疼痛

急性盆腔炎:双侧附件区明显触痛

慢性盆腔炎:双侧附件区固定且不规则触痛

卵巢癌

原因不明的持续性胃肠道症状:全腹部不适或疼痛、排气、消化不良、腹压增加、腹胀、腹部绞痛,或少量进食后即有饱腹感

体格检查可无异常。绝经前妇女双合诊可发现卵巢增大,绝经后妇女双合诊可明显触及卵巢

阴道炎症及分泌物的鉴别诊断

疾病	病史	体格检查	诊断性检查
生理性阴道炎	阴道分泌物增多,无异味,不伴外阴瘙痒和阴道黏膜水肿	透明、清亮或黏液样阴道分泌物,pH<4.5	湿片法可见镜下>3~5个白细胞与脱落上皮细胞
细菌性阴道炎(加特纳杆菌)	阴道分泌物有腥臭味	匀质、稀薄、白色或灰色阴道分泌物;pH>4.5	胺臭味试验阳性;线索细胞阳性
外阴阴道假丝酵母菌病(白色念珠菌)	分泌物增加伴外阴瘙痒,可放射至大腿根部	白色豆腐渣样阴道分泌物;pH为4.0~5.0;宫颈红肿;会阴及大腿根部可见红斑	氢氧化钾溶液湿片法可见芽生孢子、菌丝体,以及分裂中的酵母菌和假菌丝
阴道滴虫病(阴道毛滴虫)	阴道水样分泌物,伴恶臭,感染严重者可有尿痛及性交痛	黄绿色、泡沫状分泌物,pH为5.0~6.6;宫颈质脆,见红色出血斑点("草莓样宫颈")	湿片镜下可见圆形或梨形滴虫,鞭毛呈旋涡状运动
淋病(淋病奈瑟菌)	为性传播疾病;通常无明显表现或伴有盆腔炎症状	宫颈流脓、斯基恩腺/前庭大腺炎症,宫颈和外阴红肿	革兰染色;微生物培养;DNA探针方法可发现病原体
衣原体感染(沙眼衣原体)	性传播伴有非淋菌性尿道炎;常无症状;可能有性交或尿道炎后出血	有脓性阴道分泌物,宫颈充血、质脆	DNA探针检测

(待续)

阴道炎症及分泌物的鉴别诊断（续）

疾病	病史	体格检查	诊断性检查
萎缩性阴道炎	性交痛；阴道干燥；见于围绝经期或绝经期妇女	阴道黏膜苍白菲薄；pH>4.5	湿片法镜下可见大量聚集成群，折叠的上皮细胞
过敏性阴道炎	使用过新的沐浴露、肥皂，阴道冲洗器或其他卫生用品	分泌物 pH<4.5，伴恶臭；皮肤红疹	湿片法镜下可见大量白细胞
阴道异物	外阴红肿；阴道分泌物增加；阴道物史：如卫生棉条、避孕套或避孕隔膜	血性分泌物，可有恶臭	湿片法镜下可见大量白细胞

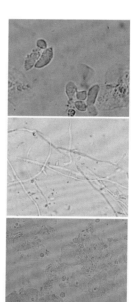

细菌性阴道炎　　外阴阴道假丝酵母菌病　　阴道滴虫病

细菌性阴道炎外阴阴道假丝酵母菌病阴道滴虫病

类型	常见病因
排卵期出血	排卵期雌二醇水平波动
经期延迟性出血	排卵障碍或先兆流产致大量出血
频繁出血	慢性盆腔炎症、子宫内膜异位症、功能失调性子宫出血、排卵障碍
经期过多出血	子宫内膜息肉、功能失调性子宫出血、子宫内膜异位症、子宫黏膜下肌瘤、放置宫内节育器
非经期不规则出血	子宫内膜息肉、功能失调性子宫出血、子宫或宫颈的恶性肿瘤、口服避孕药
绝经后子宫出血	子宫内膜增生、子宫内膜癌患者行雌激素疗法

儿科检查注意事项

检查

项目	结果
外阴部检查 婴幼儿使用蛙形体位检查	正常：母体激素水平影响新生儿生殖器发育，其大阴唇和小阴唇可有肿胀，且小阴唇更为突出明显
阴蒂检查 ● 观察大小及长度	正常：婴幼儿阴蒂通常被小阴唇覆盖，看起来相对较大
尿道口和阴道口检查 ● 检查婴幼儿和儿童尿道和阴道是否有分泌物	正常：新生儿期常见白色黏液状分泌物，可混有血液。出生满4周的婴儿也可出现上述情况 异常：尿布或爽身粉刺激后，出现黏液状分泌物，或儿童出现任何分泌物

项目	结果

青春期发育情况评估

Tanner 分期评估女性阴毛发育情况

P1：Tanner1 期（未成年儿童）。无毛发生长

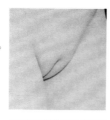

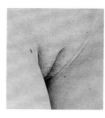

P2：Tanner2 期。初长的几根毛发，沿着阴唇的中线

P3：Tanner3 期。阴唇处可见稀疏的深色卷曲毛发

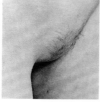

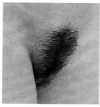

P4：Tanner4 期。毛发增多粗硬，但少于成年人

P5：Tanner5 期。毛发横向生长至成人型，呈倒三角形，延续至大腿内侧

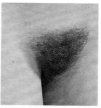

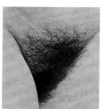

P6：Tanner6 期。毛发进一步向侧面和上方生长，或分散生长（仅见于 10%女性）

女性阴毛发育的 6 个阶段。(Growth diagrams 1965 Netherlands: second national survey on 0-24-year-olds, by J. C. Van Wieringen, F. Wafelbakker, H. P. Verbrugge, J. H. DeHaas. Groningen: Noordhoff Uitgevers BV, The Nethertands.)

性虐待危险信号

儿童或青少年出现下列症状和体征应被怀疑受到性虐待。然而需要注意的是,任何类似的症状和体征可能与性虐待有关,也可能来自其他原因,因此准确的临床诊断必不可少。每个症状或体征必须结合儿童个人的健康状况、生长发育阶段和成长史来考虑

相关临床表现

- 受到全身的身体虐待或父母忽视
- 外阴、肛门、肛周有创伤或瘢痕
- 外阴或肛门出现异常的皮肤颜色改变或色素沉着
- 口腔、外阴或肛门出现性传播疾病症状
- 肛门直肠区有瘙痒、出血、疼痛、大便失禁、肛门括约肌无力、肠道功能失调等症状
- 泌尿生殖器异常,如外阴部皮疹或溃疡、阴道异味、分泌物增加、疼痛(包括腹痛)、瘙痒、出血、尿痛、血尿、尿路感染、遗尿

非特异性行为表现

- 作业困难
- 体重变化显著、进食不规律
- 抑郁状态
- 焦虑状态
- 失眠或噩梦
- 性格及行为突然改变
- 攻击性、冲动性和破坏性增加
- 突然逃避某个人或某个地方

相关性行为表现

- 有使用催情剂的怪癖
- 不可纠正的过度手淫或其他性行为
- 与年龄不符的性经验和性知识
- 反复拒绝阴道/肛门内置物
- 儿童要求抚摸或亲吻其性器官
- 年龄相差 4 岁以上的儿童间进行性行为游戏
- 儿童性游戏中包含暴力、胁迫、金钱交换成分

(Data from Hornor, 2004; Kellogg, 2005; Koop, 1988; McClain et al, 2000.)

妊娠的早期体征

下列体征结合子宫冲击触诊、胎体触诊、尿液或血清人绒毛膜促性腺激素(hCG)阳性可能提示早期妊娠。然而,很多非妊娠的临床疾病也可有其中某个类似的表现,因此只有上述所有体征同时出现,才能强烈提示妊娠

体征	表现	大致妊娠周数
Goodell 征	子宫颈软	4~6
Hegar 征	子宫峡部软	6~8
McDonald 征	宫颈底部易屈曲	7~8
Braun-von Fernwald 征	胚胎着床部位宫壁增厚、变软	7~8
Piskacek 征	子宫体不对称性增大、变软	7~8
查德韦克征	宫颈、阴道、外阴部水肿充血呈紫蓝色	8~12

典型病例

主诉:45 岁,女性患者,阴道瘙痒伴分泌物增多一周。有阴道酵母菌感染史。因鼻窦炎接受抗生素治疗,2 日前已满疗程。末次月经后 2 周前。有性生活,只有一位性伴侣,且性伴侣未与他人发生关系。不伴阴道异常出血,无阴道冲洗史。

结果

外阴:阴毛呈正常女性态;无包块、外伤或肿胀,尿道口完整,无红疹及分泌物;会阴部可见会阴切开术后瘢痕,未见其他损伤。

阴道:阴道黏膜呈粉红色,湿润,可见黏膜皱襞,无异味,可见大量白色豆腐渣样分泌物,宫颈粉色,宫颈口水平,未见损伤及分泌物。

双合诊:宫颈平滑、硬实、活动度好,无牵扯痛。子宫居中,前倾位,正常大小,平滑、硬实、无触痛。未扪及卵巢,附件区无触痛及包块。

直肠–阴道检查:直肠阴道隔完整,括约肌张力正常,直肠肛管交界线平滑完整。无触痛,未见包块。

第 16 章

男性生殖器

检查工具

- 手套
- 小电筒

检查

指导患者以平躺或站立姿势开始检查。

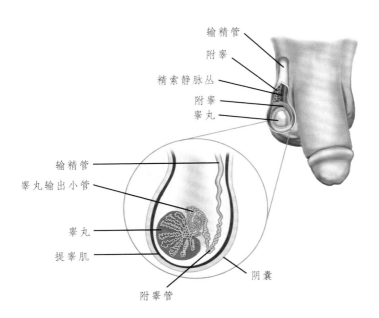

输精管

附睾

精索静脉丛

附睾

睾丸

输精管

睾丸输出小管

睾丸

提睾肌

附睾管

阴囊

项目	结果
双手戴好手套	
检查阴毛	
● **特点**	正常：比头发较粗
● **分布**	正常：男性阴毛呈带型分布。会阴前部分布最为丰富，延续围绕阴囊到肛门口，有的还可能继续延及至脐。阴茎无阴毛分布，阴毛在阴囊分布较稀疏
	异常：阴毛脱失
检查龟头	
● **未割包皮的患者** 　　缩回包皮或要求患者这样做	正常：背静脉明显，包皮容易收回，龟头上明显可见白色、干酪样包皮垢
	异常：紧缩包皮（亦称包茎），病变或排出异常分泌物
● **行包皮手术的患者**	正常：背静脉明显，龟头可见红斑，比较干燥
	异常：病变或排出异常分泌物
检查尿道外口（未行包皮术患者需要回缩包皮）	
● **形状**	正常：开口呈狭缝状
	异常：针眼样小开口或圆形开口
● **位置**	正常：距龟头顶端几毫米的腹侧面
	异常：除龟头顶端的任何位置或沿着阴茎体的某个位置
● **尿道开口** 　　用拇指和示指按压龟头	正常：粉白色
	异常：明亮的红斑或异常分泌物

项目	结果
触诊阴茎	
触诊阴茎体	正常:柔软(疲软的阴茎)
	异常:压痛,硬结或结节。长时间勃起(阴茎异常勃起)
尿道	
拇指和示指用力按压阴茎基底部,推至龟头	正常:无分泌物
	异常:分泌物
检查阴囊和阴茎腹面	
● 颜色	正常:比皮肤颜色较深,红头发患者颜色发红
● 质地	正常:表面可能粗糙。阴囊上分布着可以排油状物质的小疙瘩(皮脂腺或表皮样囊肿)
● 形状	正常:不对称。在不同温度、年龄、情绪状态下,厚度不同
	异常:异常增厚,常有凹陷性病斑
通过触诊腹股沟管判断直接或者间接疝气	
嘱患者站立,取排便样下蹲位,当患者保持该姿势时,检查腹股沟管和卵圆窝	正常:卵圆形外环
嘱患者放松,将检查手指插入阴囊下部,并向上沿输精管进入腹股沟管内,如第182页的图所示。嘱患者咳嗽。重复检查对侧	异常:患者咳嗽时,检查手指可以触摸到内脏。如果怀疑有疝气存在,注意鉴别是斜疝(感觉在腹股沟管内,甚至进入阴囊)或直疝(感觉在外侧管内侧)

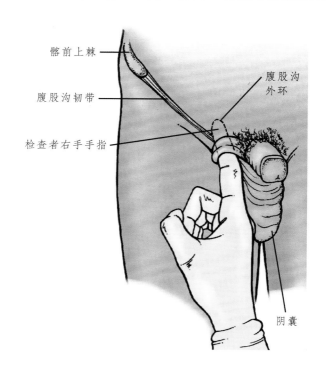

髂前上棘

腹股沟韧带

检查者右手手指

腹股沟
外环

阴囊

项目	结果
触诊睾丸	
用拇指、示指、中指轻柔按压	
● **下降**	正常:双侧睾丸都存在于阴囊中
	异常:隐睾
● **硬度**	正常:光滑、橡胶感,对轻柔按压很敏感
	异常:触痛或结节,对疼痛刺激不敏感
● **质地**	异常:非正常质地
● **大小**	异常:非正常大小,且大小不对称,<1cm 或者>5cm

项目	结果
触诊附睾	正常:平滑、离散,头部占大部分 异常:有压痛
触诊输精管 　触诊从睾丸到腹股沟环,重复以上触诊另一侧	正常:平滑、离散 异常:串珠状或者块状
触诊腹股沟淋巴结 　嘱患者取仰卧位,膝盖稍微弯向触诊侧	正常:触摸不到淋巴结 异常:触摸到肿大,有压痛,发红或褪色,固定,表面粗糙,发炎的淋巴结,或皮温升高,血运增加
引起两侧提睾反射 　用钝器划大腿内侧,重复以上检查另一侧	正常:该侧睾丸和阴囊上提 异常:无以上的反射

鉴别诊断要点

主诉	结果
疝气 　见第 184~185 页的表格	
生殖器疱疹 　阴茎有疼痛病灶;性活跃期;可能提示排尿时有灼热感和疼痛	单个或多个丘疹性病变;表浅的囊泡,位于龟头、阴茎体部或基底部,通常与腹股沟管淋巴结炎有关
尖锐湿疣(生殖器疣) 　柔软,无痛,阴茎上有疣样病变。性活跃	单个或多个丘疹性病变;可能是珍珠状、丝状、蕈伞型(溃疡和坏死)、菜花状或斑块样
鞘膜积液 　无痛性肿大或肿胀的阴囊	睾丸上面或前面有无压痛,表面光滑,实性肿块有透光性

主诉	结果
精索静脉曲张	
通常无症状(多在寻找不孕不育原因时发现);患者可能会诉阴囊有胀痛或沉重感	异常曲张和扩张的精索内蔓状静脉丛;被描述为"包虫"
附睾炎	
阴囊疼痛,尿道有分泌物,发热,脓尿,近期有性生活	阴囊上可能覆有红斑,附睾较坚硬且成块状,并且可能会有压痛,输精管可成串珠状
睾丸扭转	
急性阴囊疼痛,常伴有恶心、呕吐;无发热、肌肉疼痛等全身症状	睾丸轻微疼痛,阴囊皮肤会变色
睾丸癌	
睾丸内有无痛性肿块,阴囊肿大或肿胀;阴囊有沉重感,下腹部、背部或腹股沟有隐痛	不规则、无触痛肿块固定于睾丸;不具有透光性
嵌顿	
在检查阴茎、清洗、导尿、膀胱镜检查时,包皮回缩;阴茎疼痛和肿胀	龟头充血和扩大;包皮水肿;收缩组织条带在阴茎头部的正后方

疝气的鉴别诊断

	腹股沟斜疝	腹股沟直疝	股疝
发病率	一般男女均可发病,好发于青年男性及小孩	比斜疝少见。好发于男性,尤其是40岁以上的男性	疝气中最少见的类型,好发于女性,儿童中少见

(待续)

疝气的鉴别诊断(续)

	腹股沟斜疝	腹股沟直疝	股疝
突出途径	通过内部内环可以留在管内,退出外环,或通过阴囊;可能发生于双侧	经股外腹股沟环;位于黑塞尔巴赫三角形的区域;很少进入阴囊	通过股环管、卵圆窝
临床表现	内环区域软、肿胀;有疼痛表现;疝气通过腹股沟管,可触及体查的指尖	在黑塞尔巴赫三角形区域可见到隆起;通常无痛;容易缩小;气向前突出,冲击检查者的手指	右侧比左侧多见;可有剧烈疼痛;体检时,发现腹股沟管是空的

儿科检查注意事项

检查

项目	结果
● **包皮未割患者** 　嘱患者缩回包皮	**正常**:在儿童中,包皮在 3、4 岁完全收回。在这之前,包皮被迫收缩可能会造成伤害
触诊阴囊 ● **下降** 　触诊睾丸以确定睾丸是否下降。 　如果阴囊内触及非睾丸或精索的组织,确定它是否充满了液体、气体或固体物质	**正常**:双侧可触及,1cm。如果睾丸可推入阴囊,则为下降 **异常**:如果透光,极有可能包含液体(鞘膜积液)。如果不透光,有可能是疝气

项目	结果

评估青春期发育阶段

若是男孩，评估生殖器和阴毛的发育阶段

正常：男性阴毛和外生殖器发育的进展在第 186~187 页的图中可以看到

异常：未成熟或过早成熟

G1：Tanner1 期。在幼儿，睾丸，阴囊，阴茎是相同的大小和形状

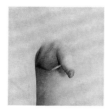

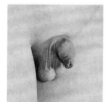

G2：Tanner2 期。阴囊和睾丸增大。阴囊的皮肤变得更红，更薄，布满皱褶。阴茎不变大或很少变大

G3：Tanner3 期。阴茎扩大，特别是在长度上；睾丸进一步扩大；阴囊下移

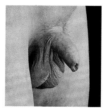

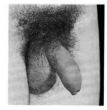

G4：Tanner4 期。阴茎继续增大，龟头逐渐呈现；阴囊色素沉着逐渐增加

G5：Tanner5 期。成人阶段，阴囊饱满，阴茎达到或接近阴囊底部

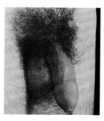

男性阴茎和睾丸/阴囊的 5 个发育阶段。(Growth diagrams 1965 Netherlands: second national survey on 0-24-year-olds, by J. C. Van Wieringen, F. Wafelbakker, H. P. Verbrugge, J. H. DeHaas. Groningen: Noordhoff Uitgevers BV, The Nethertands.)

P1：Tanner1 期。
青春期前，阴毛
尚没有出现；即，
会阴部毛发与腹
部其余区域尚没
有

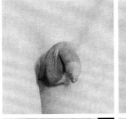

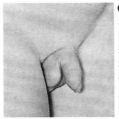

G2：Tanner2 期。
稍微着色，变长
的阴毛，或者说
还是绒毛；通常
在阴茎的基底
部，有时在阴囊
上。这一阶段是
很难被拍摄到的

G3：Tanner3 期。
黑色，绝对着色
的围绕阴茎基底
部的卷曲阴毛。
阶段 3 可以拍摄
到

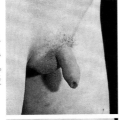

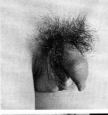

G4：Tanner4 期。
阴毛在类型上接
近发育成熟，但
在程度上并没有
（尚未超过腹股
沟）

G5：Tanner5 期。
成人分布，阴毛
蔓延到大腿内侧
面，但并不向上

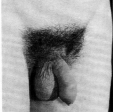

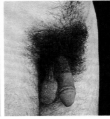

G6：Tanner6 期。
阴毛延及到白线
（80%的男性）

男性阴毛的 6 个发育阶段。（Growth diagrams 1965 Netherlands: second national survey on 0-24-year-olds, by J. C. Van Wieringen, F. Wafelbakker, H. P. Verbrugge, J. H. DeHaas. Groningen: Noordhoff Uitgevers BV, The Nethertands.）

典型病例

主诉：37 岁的男子主诉阴茎有烧灼样疼痛数天，性功能无异常，排尿没有烧灼感。

结果：男性的阴毛分布。行包皮术的龟头无病变或分泌物。尿道外口位于龟头尖端的腹面。尿道无分泌物。阴茎体上可见囊泡。双侧睾丸下降；光滑无结节。阴囊内容物光滑、无压痛。腹股沟区没有突起或疝气。腹股沟两侧可扪及淋巴结。提睾反射引出。

第 **17** 章

肛门、直肠、前列腺

检查工具

- 手套
- 水溶性润滑剂
- 光源
- 手术单
- 大便隐血试验

检查

　　患者胸膝位或屈髋屈膝左侧卧位或者臀部弯曲，上身伏在检查桌上。女性患者通常选择截石位。用手术单适当遮挡患者，保护患者隐私。

项目	结果
双手戴上手套	
视诊、触诊骶尾部和肛周区域	
● **皮肤特点**	正常：光滑、平整
	异常：肿块、皮疹、触痛、炎症、表皮脱落、藏毛窦、毛发脱落
肛门视诊	
检查者用手分开患者臀部	
患者弯腰放松，检查者可以使用手电筒或射灯	
● **皮肤特点**	正常：皮肤粗糙，皮肤颜色比臀部深
	异常：皮肤破损、疣、内痔或外痔、龟裂、瘘管、直肠脱垂、直肠息肉

项目	结果

视诊、触诊并判断肛门括约肌张力

　　在示指或中指上涂抹水溶性润滑,让患者弯腰并使肛门外括约肌放松,在肛门处放置衬垫。将示指置于肛门外口轻轻按摩,等患者肛门括约肌适当放松后,再徐徐插入肛门、直肠内(患者可有排便感)

　　请患者收缩肛门括约肌,检查者用手分开患者臀部并让患者弯腰放松,检查者可以使用手电筒或射灯

正常:皮肤粗糙,皮肤颜色比臀部深

异常:皮肤破损、疣、内痔或外痔、龟裂、瘘管、直肠脱垂、直肠息肉

触诊肛环肌肉

　　旋转手指

正常:光滑,紧张度均匀

异常:结节或凹凸不平

触诊直肠外侧壁和后壁

　　示指边旋转边插入直肠内部,依次触诊直肠的外侧壁和后壁。拇指和其余四指垂直,用拇指 按压肛周皮肤使示指深入直肠内

正常:光滑、平整

异常:结节、肿块、息肉、凹凸不平(内痔一般无法触及,除非形成血栓)

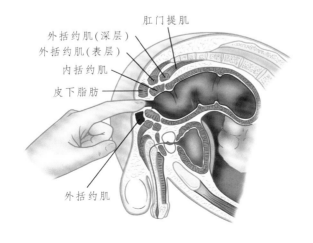

肛门提肌

外括约肌(深层)

外括约肌(表层)

内括约肌

皮下脂肪

外括约肌

项目	结果
男性:前列腺触诊	
旋转示指,通过直肠壁前侧和后侧可触诊前列腺表面。告知患者,触诊时,可产生尿意	
● **直肠前壁的特点**	正常:光滑、平整
	异常:结节、肿块、息肉、压痛、凹凸不平
● **前列腺质地、硬度特点**	正常:表面紧致光滑,侧叶对称,中沟明显,精囊不明显
	异常:质地坚硬,凹凸不平,压痛,质硬结节,精囊明显
● **前列腺移动度**	正常:可移动
● **前列腺大小**	正常:直径约为4cm,突出<1cm
	异常:突出>1cm(注意突出的距离),分泌物进入尿道内口(取标本做活检)
女性:通过直肠前壁触诊子宫	
通过直肠前壁触诊子宫和宫颈	
● **位置**	正常:居中、后屈、后倾
	异常:左偏或右偏
● **表面特点**	正常:光滑
	异常:不规则
嘱患者弯腰,深部触诊	
患者弯腰,手指深入直肠 女性:触诊子宫内部 男性:触诊前列腺上部	异常:腹膜区域或结节压痛

项目	结果
退出手指，观察指套上的粪便	
● **颜色和特点**	正常：柔软，棕色
	异常：血液、脓液、陶土样、黑便。如果是黑便，将粪便送检

鉴别诊断要点

主诉	结果
肛门疣病(尖锐湿疣)	
发生于肛门和生殖器	单个或多个丘疹，形状包括珍珠样、条状、蕈状(溃烂或坏死)、菜花样、斑状
肛周和直肠脓肿	
肛周疼痛或压痛	压痛、脓肿、凹凸不平、流脓
儿童蛲虫感染	
肛周瘙痒，尤其是夜晚	透明胶带试验阳性。将透明胶带黏性一面压在肛门口，然后将胶带黏在玻片上，显微镜下可见到蛲虫
肛裂	
便秘、疼痛、瘙痒、便血	肛裂常位于痉挛的肛门内括约肌中线内部
肛瘘	
寒战、发热、恶心、呕吐、精神萎靡	肛瘘外口呈隆起红色颗粒组织，伴血液和脓液可触及坚硬条索状
痔疮	
瘙痒、出血、不适感	可见或不可见，有时可触及柔软肿胀组织。血栓性外痔时，可在肛门处出现深蓝色肿块

主诉	结果

直肠癌

便血,也可无症状

边缘隆起的肿块伴溃疡,质地坚硬,轮廓不规则

前列腺癌

早期无症状,随着癌症的发展程度可出现尿路梗阻症状

前列腺检查可触及坚硬不规则结节。前列腺不对称,中沟被破坏,确诊需要活检

前列腺炎

急性:疼痛、排尿障碍、性功能障碍、发热、寒战。慢性:无症状,反复膀胱感染、尿频、下腹部或背部持续疼痛

急性:前列腺增大、有压痛、不对称。发热伴尿道分泌物、菌尿。慢性:前列腺凹凸不平、增大、压痛、明显纤维化

良性前列腺增生

尿路梗阻症状:尿频、夜尿增多、尿急、尿痛、尿不尽、尿流变细、排尿困难

前列腺光滑,有弹性,对称,增大。中沟可能被破坏

前列腺肥大

前列腺肥大的程度是根据直肠突出量进行分类的

第一级:1~2cm

第二级:2~3cm

第三级:3~4cm

第四级:>4cm

儿科检查注意事项

检查

项目	结果
检查新生儿肛门的位置和开放情况。将涂有润滑油的导管插入肛门(插入深度<1cm)以检查肛门的开放。视诊肛周情况	正常:导管可插入。粪便通过时,肛门可收缩
	异常:导管不可插入,无排便感
	异常: 父母如果发现婴儿在晚上肛周有明显瘙痒时, 提示可能有寄生虫(如蛔虫、蛲虫)。收集标本, 在显微镜下检查可以确诊。臀部消瘦提示慢性消耗性疾病。臀部出现不对称皱褶提示先天性髋关节脱位。肛周泛红伴直肠激惹提示有蛲虫、假丝酵母菌或其他尿片刺激物。便秘、腹泻或严重咳嗽可导致直肠脱垂。儿童很少有痔疮,如果发现痔疮,提示门静脉高压。臀部皮肤出现细小平坦的肿胀(湿疣),提示梅毒感染。藏毛窦炎和皮损提示骶尾部脊髓畸形

典型病例

主诉:57 岁老年男性,几个月前出现夜间排尿增多,晚上 8 点后限制入水量,每晚排尿至少 2 次,伴排尿困难。无尿痛、血尿及尿流改变。否认大便习惯改变,大便无异常。既往无前列腺炎和前列腺增大病史。

结果:肛周正常,无皮损,无痔疮突出。以 6 点钟方向的皮肤为标记物,无龟裂,无瘘管。肛门括约肌均匀收缩。前列腺对称光滑,有皱褶,突入直肠 1cm,正中沟存在,无触痛,无结节。直肠壁无肿块。大便量正常,为棕色软便。

第 18 章

肌肉骨骼系统

检查工具

- 测角仪
- 皮肤标记笔
- 叩诊锤
- 卷尺

检查

患者走入房间时,注意观察步态、姿势。观察患者站立、坐下、起身、脱衣服时的动作和对指示的反应。

项目	结果
姿势和一般检查	
检查躯干和四肢,两侧对比	
检查各个姿势时,要观察前面、后面、侧面,以及能否直立躯干及四肢	
● **大小,位置,轮廓,对称性**	正常:双侧长度、周长、位置、皮肤皱褶对称。身体各部位,四肢末端对称
测量四肢时,如果不对称,记录肢体长度或周长	异常:显而易见的畸形、脊柱前凸,脊柱后凸、脊柱侧弯、骨骼增大
检查肌肉、软骨、骨骼和关节的皮肤和皮下组织	异常:皮肤色泽异常,肿胀,包块
检查肌肉,两侧对比	
● **形状和对称性**	正常:两侧肌肉大小基本对称
	异常:肥大或萎缩、肌束震颤、肌肉痉挛

项目	结果

触诊骨骼、关节及其周围肌肉(最后触诊红肿的关节)

● **肌张力**

正常:结实

异常:坚硬、柔软、痉挛

● **特点**

异常:发热、柔软、肿胀、关节不稳定滑膜增厚,捻发音,触压关节或骨骼不适感

检查大关节及其周围肌群的主动运动和被动运动,两侧对比

要求患者在一定范围内活动各个关节(按以下方法检查特定关节和肌肉)

正常:被动运动的幅度比主动运动大 5°。两侧关节主动运动和被动运动的幅度相等。

异常:疼痛,运动受限,痉挛,关节不稳定,畸形,挛缩,主动运动和被动运动肌力相差大于 5 级。当肌力增强或受限时,如左图所示,用测角仪测量最大弯曲角度,判断四肢末端特定关节是否异常

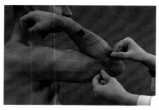

测角仪。

检查肌力,两侧对比

检查各个肌群时,嘱患者主动弯曲、伸展关节,并对抗阻力。两侧对比

正常:两侧肌力对称,可完全抗阻力

异常:不能完全抗阻力。肌力分级如下表所示

肌肉强度评估

肌肉功能	肌力等级
肌肉无收缩	0
轻微收缩,不能产生动作	1
肢体可以在床面移动,不能抵抗自身重力*	2
肢体可抵抗重力离开床面,但不能抵抗阻力	3
肢体能做抗阻力动作,但不完全	4
正常肌力	5

*被动运动。(From Jacobson RD: Approach to the child with weakness and clumsiness, Pediatr Clin North Am 45[1]:145−168. 1998.)

项目	结果

手和腕部
检查手的掌侧和背侧

● 轮廓特征 　正常:掌指纹理清晰,手掌中央凹陷,大鱼际肌较尺侧小鱼际肌更隆起

● 姿势 　正常:手指伸展完全,并拢时与前臂平行
异常:手指向尺侧偏移或无法伸展完全;"天鹅颈"或"纽扣"样畸形

● 形状 　正常:由近端及远端,两侧手指表面呈锥形变化
异常:梭形手,指关节处骨质增生

触诊手及腕的每个关节

　　拇指和示指触诊指间关节(如第 198 页的图 A 所示);拇指触诊掌指关节(如第 198 页的图 B 所示);拇指触诊桡腕关节背侧面,其余指触诊掌侧面(如第 198 页的图 C 所示)

正常:关节表面光滑
异常:结节、肿胀、软化、腱鞘囊肿

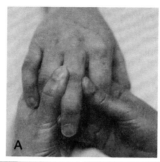

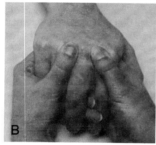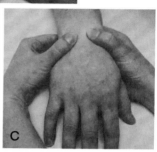

(A)拇指和示指触诊指间关节;(B)拇指触诊掌指关节;(C)拇指触诊桡腕关节背侧面,其余指触诊掌侧面。

项目	结果
检查正中神经	
● **Tinel 征** 以示指或中指叩击患者正中神经干腕管走行处	异常:出现刺痛感并向该神经支配区放射
● *拇指外展试验* 患者掌面朝上,拇指垂直于掌面;检查者施力于患者拇指	正常:可以完全抵抗压力 异常:不可以完全抵抗压力
● **Phalen 征** 屈肘、前臂上举,双腕屈 90° 1 分钟	异常:正中神经支配区麻木、感觉异常

项目	结果

● **手绘图**

患者手部、前臂有特定区域麻木及疼痛感

异常:麻木、疼痛感(区域如下图所示)

典型区域

症状至少累及 1、2、3 指中的两指，可以累及 4、5 指及腕部 (或疼痛向腕部近端放射)，但绝不累及手掌和手背

常见区域

症状区域大致同上述典型区域 (症状可有手掌侧累及，但仅限尺侧 ; 另外，症状可仅出现在 1、2、3 指的其中一指)

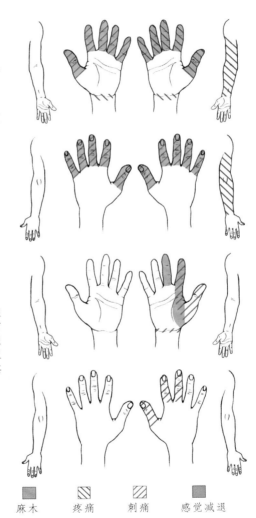

| 麻木 | 疼痛 | 刺痛 | 感觉减退 |

(Redrawn from D'Arcy and McGee, 2000.)

项目	结果

运动幅度检查

　　嘱患者完成以下动作

● **掌指关节伸展、屈曲**

　　掌指关节屈曲，保持手指向前，然后各指向上伸展恢复关节初始原位

正常：掌指屈曲可达 90°，伸展最大至 30°

● **拇指对指**

　　拇指依次贴对每一指尖，贴对小指根处，最后握拳

正常：能够完成所有动作

● **手指内收外展**

　　分开各指，然后回拢贴合

正常：能够完成所有动作

● **腕关节屈曲伸展**

　　腕部向上、下运动

正常：屈曲可达 90°，过伸可达 70°

● **桡、尺向运动**

　　手掌平面朝下，向桡、尺侧运动

正常：桡侧运动幅度 20°以内，尺侧运动幅度可达 55°

肌力检查

　　嘱患者完成以下动作

● **腕部伸展和过伸**

　　在反作用力下，保持腕部屈曲姿势

正常：可完全抵抗反作用力

异常：无法抵抗反作用力

● **手部力量**

　　紧握自己的两根手指

正常：可以保持紧握

异常：抓握力弱

肘部

检查肘部（以屈曲、伸展姿势）

● **轮廓**

异常：尺侧伸肌表面皮下结节

● **手肘外偏角**

　　手掌向前，手臂保持被动外展

正常：前臂外翻幅度范围为 5°~15°

异常：前臂外翻超过 15°或肘内翻畸形

项目	结果
触诊尺侧伸肌表面、肱骨外上髁的外侧和中间、鹰嘴及鹰嘴窝	
嘱患者肘部屈曲 70° 后, 触诊	异常:肱骨外上髁或鹰嘴窝凹陷缺损伴有压痛
运动幅度检测	
嘱患者完成以下动作	
● **屈曲、伸展**	正常: 伸展至屈曲幅度范围:0~160°
弯曲、伸直肘部	
● **旋前、旋后**	正常:旋前及旋后范围在 90° 内
肘部屈曲维持一定角度, 旋转手臂	异常:动作过程中出现疼痛
肌力检查	
嘱患者在相反作用力下做屈曲、伸展, 旋前、旋后动作	正常:双侧可完全抵抗阻力 异常:不能完全抵抗阻力
肩部	
检查肩部、肩胛带、锁骨和肩胛骨以及相关区域肌肉	
● **形状及轮廓**	正常:形态对称 异常:不对称, 局部凹陷或翼状肩
触诊内容:胸锁关节、肩锁关节、锁骨、肩胛骨、喙突、肱骨大转子、肱二头肌沟及相关区域肌肉	
外旋前臂, 触诊肱二头肌沟。沿着肱骨前方, 随肱二头肌及其肌腱至肱二头肌沟。伸展肩部, 触诊冈上肌、冈下肌、小圆肌	正常:双侧对称, 无压痛 异常:疼痛、压痛、局部肿块

项目	结果

运动幅度检查

　　嘱患者完成以下动作

- **耸肩**　　　　　　　　　　　　正常:两侧对称抬起
- **向前屈曲**　　　　　　　　　　正常:向前屈曲可达 180°

　　向前抬起双臂,伸直抬高过头顶

- **过伸**　　　　　　　　　　　　正常:过伸幅度可达 50°

　　双手伸展至后背

- **外展**　　　　　　　　　　　　正常:外展幅度可达 180°

　　侧举双手过头

- **内收**　　　　　　　　　　　　正常:内收幅度可达 50°

　　前后摇摆双臂

- **内旋**　　　　　　　　　　　　正常:内旋幅度可达 90°

　　双臂置于臀部后方,两肘向外

- **外旋**　　　　　　　　　　　　正常:外旋幅度可达 90°

　　双臂置于脑后,两肘向外

肩带肌肌力检测

　　向患者施以反作用力,并嘱患者维持下述姿势

- **耸肩**　　　　　　　　　　　　正常:双侧肌力对称,可以完全抵抗外力

　　这一动作同时检查副神经　　　异常:不能抵抗外力

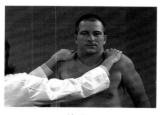

耸肩。

- **前屈**　　　　　　　　　　　　正常:双侧肌力对称,可以完全抵抗外力

　　　　　　　　　　　　　　　　　异常:不能抵抗外力

项目	结果
● **外展**	正常:双侧肌力对称,可以完全抵抗外力 异常:不能抵抗外力
肩袖肌群的检查	
冈上肌检测:手臂外展 90°,肩部屈曲向前 30°。当手臂旋转时,在肱骨远端施以向下压力,此时拇指指向上或下方	异常:动作过程出现疼痛和(或)对抗力弱
肩胛下肌检测:肘部屈曲 90°,前臂旋转以对抗阻力	异常:动作过程出现疼痛和(或)对抗力弱
小圆肌检测:手臂放置于两侧,保持肘部 90°屈曲,手臂两侧旋转对抗阻力	异常:动作过程出现疼痛和(或)对抗力弱
评估肩袖肌群损伤	
● Neer 试验:让患者抬高手臂过肩,屈曲内旋在肩峰前下方按压冈上肌	异常:肩部疼痛加剧
● Hawkins 试验:嘱患者肩部外展 90°,肘部屈曲 90°,然后前臂尽力内旋	异常:肩部疼痛加剧

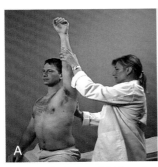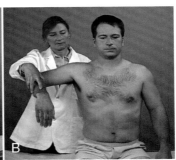

评估肩袖肌群损伤:(A)Neer 试验;(B)Hawkins 试验。

项目	结果

颞下颌关节

触诊关节区

指尖置于两耳前方颞下颌关节处(如右图所示)。嘱患者张口，指尖滑向关节区。注意动作轻柔

正常:可闻及或感知关节活动声音

异常:动作过程出现疼痛、骨擦音，关节卡顿或爆破音

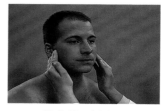

触诊颞下颌关节。

运动幅度检查

嘱患者

● 张口、闭口

正常:张口上下幅度为 3~6cm(上唇至下排牙齿)

● 横向左右移动下颌

正常:下颌运动幅度为 1~2cm(各方向)

● 纵向前后移动下颌

正常:纵向前后移动自如

颞肌、咬肌肌力检测

嘱患者咬紧牙齿,触诊收缩肌肉并施以反作用力(同时检查第 V 对颅神经的运动功能)

正常:双侧肌力对称,抵抗完全

异常:对抗力弱

颈椎

前后检查颈部

● 有无侧弯

正常:颈椎位于中线,头颅竖直、对称

● 皮纹对称

异常:皮纹不对称、蹼状颈

项目	结果
触诊颈后、颈椎、椎旁肌、斜方肌、胸锁乳突肌	
	正常:肌肉对称、形态饱满
	异常:触痛或肌肉痉挛
动作幅度检查	
● 前屈	正常:动作幅度可达 45°
头颅前曲,使下颌至胸前	
● 过伸	正常:动作幅度可达 45°
头颅向后伸,下颌朝上	
● 侧弯	正常:动作幅度可达 40°
头颅向两侧屈曲,耳朵贴向肩部	
● 旋转	正常:动作幅度可达 70°
头颅向两侧旋转,下颌贴向肩部	
胸锁乳突肌、斜方肌肌力检查	
嘱患者维持前述姿势(旋转),施以反作用力 (同时检查了第 XI 对脑神经)	正常:肌力对称,对抗完全 异常:对抗力弱

胸、腰椎

脊椎检查	
注意脊柱背部典型解剖标志 椎骨(一般 C7 和 T1 棘突最明显)、肩胛骨、髂嵴、椎旁肌	正常:头颅位于两侧臀裂正中线上,脊柱无侧弯、无畸形(如对称肩、肩胛骨和髂嵴位置所示)。颈椎和胸椎的曲线是凹的,而胸椎的曲线是凸的。膝和脚与躯干对齐,朝向前
	异常:脊柱前凸、驼背、脊柱侧凸、脊柱畸形

项目	结果
脊椎及椎旁肌触诊	
嘱患者保持站姿直立	异常:肌肉痉挛或脊柱压痛
脊柱叩击痛	
患者直立。首先,以一指垂直叩击各椎体棘突,然后握拳以尺侧叩击椎旁肌肉	异常:肌肉痉挛或脊柱压痛
脊柱活动范围和弯曲度检查	
嘱患者完成以下动作(可用笔在皮肤标记各棘突并连成一线)	
● **前屈**	正常:脊柱可前屈 75°~90°,后背维持对称
脊柱前倾使尽力触向脚趾,在患者身后观察脊柱弯曲度	异常:脊柱侧弯或肋骨异常突出
● **过伸**	正常:脊柱可过伸达 30°
腰部尽力向后伸展	
● **侧弯**	正常:脊柱侧弯可达 35°
向两侧尽可能弯曲	
● **旋转**	正常:脊柱前后旋转幅度可达 30°
摆旋转腰部以上躯干,过程中保持骨盆不动	
患者取仰卧位,头部稍前倾,针对腰神经根激惹症状或椎间盘突出(L4、L5、S1 水平)予以体查	
● **直腿抬高试验**	正常:检查过程无膝部下疼痛
嘱患者膝关节伸直,一腿抬高,之后交替检查	异常:腿部抬高 30°感下肢后侧放射性疼痛。膝关节屈曲可缓解疼痛

项目	结果
● **直腿抬高加强试验** 　　患者仰卧,将患肢直腿抬高至出现坐骨神经痛时,再将抬高的患肢略降低,使疼痛消失。此时,将足背屈,出现疼痛且加重为阳性 髋部	异常:腿部抬高不到 70°即出现疼痛;足背屈后疼痛且加重
检查髋部对称性 　　嘱患者直立,前后检查髋部,注意体表标志（髂嵴和股骨大转子）	异常:两侧髂嵴、臀部、臀沟水平不对称
动作幅度检查 　　嘱患者完成如下动作 ● **髋部屈曲**(膝伸直) 　　患者仰卧,抬高下肢	正常:髋部屈曲最大可达 90°
● **过伸** 　　患者站立或俯卧位,直腿向后摆动	正常:髋部过伸最大可达 30°
● **髋部屈曲**(膝屈曲) 　　患者仰卧,一腿抬高,使膝关节顶向胸壁,另一腿保持伸直	正常:髋部屈曲可达 120°
● **外展、内收** 　　患者仰卧,膝关节保持伸直,下肢外展、内收	正常:可以一定程度外展和内收
● **内旋** 　　患者仰卧位,膝关节屈曲,内旋一侧下肢	正常:髋部内旋可达 40°
● **外旋** 　　患者仰卧位,一侧下肢膝关节屈曲,足部置于另一侧膝关节上,将屈曲膝关节朝向桌面做外旋运动	正常:髋部外旋可达 45°

项目	结果
臀部肌肉肌力检查	
● **膝关节屈曲、伸展** 　嘱患者先保持髋关节屈曲(膝关节亦屈曲状态),然后,在施以反作用力下伸展髋关节	正常:双侧肌力对称,对抗完全
● *患者坐立,抵抗使双腿不交叉*	异常:抵抗力弱 正常:双侧肌力对称,对抗完全
Trendelenburg 试验(*针对髋部外展肌群*) 　嘱患者直立,交替以一只脚为重心维持平衡,从后面观察患者	异常:髂嵴水平不对称或上下移动

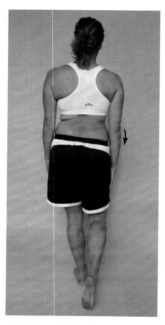

Trendelenburg 试验。(From Magee DJ：
Orthopedic physical assessment，ed 5，St
Louis，2007，Saunders.)

项目	结果

下肢及膝盖

检查膝盖和腘窝,弯曲和伸展

在屈曲和伸展状态下检查膝盖及腘窝,注意主要的解剖标记:胫骨结节,胫骨内外侧髁,股骨内外侧上髁,股骨内收肌结节,髌骨

正常:在前方两侧及髌骨上方自然的凹陷

异常:在髌骨上方凸起而非凹陷

检视小腿是否竖直

正常:股骨及胫骨之间的角度小于15°。18 个月大小的婴儿常出现的弓形腿;2~4 岁的孩子常出现 O 形腿皆正常

异常:弓形腿(膝内翻)或者 O 形腿(膝外翻)出现在其他年龄段,膝盖在负重情况下出现过度伸(膝反屈)

触诊腘窝

异常:肿大或有压痛

触诊胫骨关节间隙

确认髌骨、髌上、髌下脂肪垫

正常:平滑而坚实的关节

异常:压痛、海绵样肿胀、结节或者有捻发感

检查运动幅度

- **屈曲**
  要求患者弯曲膝盖

正常:可弯曲达 130°

- **伸直**
  要求患者伸直双腿并拉伸

正常:可弯曲伸直,并可过度伸直达 15°

检查肌肉力量

- **屈曲和伸直**
  要求患者对抗检查者施加的反作用力并保持屈曲或伸直状态

正常:双侧对称并能够完全阻挡对抗

异常:不能完全阻挡对抗

项目	结果

附加的膝盖检查技术

利用冲击触诊法检查膝关节是否存在积液

伸直膝关节,利用一只手的手指对髌上囊施加下行的压力,利用另一只手将髌骨迅速往股骨推,如右图所示。将手指轻轻地置于膝盖上方而突然释放髌骨上的压力

异常:当髌骨被推向股骨时,感觉到轻敲声或滴答声,似有液体推动髌骨,髌骨随即漂浮出来

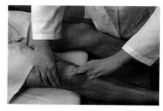

冲击触诊。

膝关节膨出征检查来确定是否存在积液

膝关节伸直,向上挤压膝关节中间部位 2~3 次,如下图 A 所示,接着敲击髌骨外侧,如下图 B 所示

异常:多余的积液回流到关节腔间隙使髌骨上浮

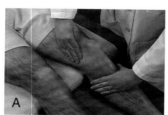
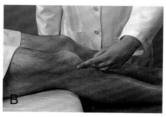

膨出征。(A)向上挤压膝关节中间部位 2~3 次;(B)敲击髌骨外侧。

项目	结果

利用麦克默里检查来发现中间或外侧半月板损伤

要求患者仰卧,检查者一手握住患肢足部,另一手拇指及其余四指分别摸住膝关节内、外侧关节间隙,先使膝关节极度屈曲,然后将小腿内收、外旋(或外展、内旋),并逐渐伸直膝关节

异常:小腿内收、外旋时,内侧膝关节疼痛或有弹响,说明内侧半月板损伤;反之,则为外侧半月板损伤

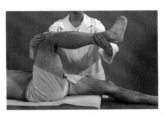

McMurray 试验小腿旋转到中间位置后,膝盖会弯曲。

进行抽屉实验来检测前后交叉韧带的稳定性

要求患者在仰卧的同时屈膝45°~90°,将脚平放于检查床上。检查者双手大拇指置于胫骨前方靠近胫骨粗隆处。向前推动胫骨,使其滑向股骨,接着将胫骨向后推动,使其远离股骨

异常:前后运动>5mm

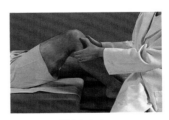

抽屉试验。

进行内翻及外翻压力试验检测内外侧副韧带的稳定性

要求患者仰卧并伸直膝盖。检查者一只手固定股骨,另一只手固定踝关节,并对膝关节施加内翻、旋转的力(朝向中线)

异常:当膝关节伸直或进行内外侧运动时,膝关节过度松弛

项目	结果

然后,施加外翻、外旋的力(远离中线)。将膝盖屈曲至 30°,并重复上述步骤

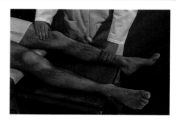

内翻及外翻压力试验。

脚和踝关节

在负重(站立及行走)及非负重情况下检查

注意主要的解剖标志: 内踝、外踝、跟腱

- **特征**

  正常:踝关节光滑、饱满,脚跟及跖趾关节突出

  异常:厚茧及鸡眼

- **对称性**

  正常:脚与胫骨成直线,且重心位于两脚之间

  异常:内八字(膝内翻)及外八字(膝外翻),前脚对称性异常(跖骨内翻或外翻),脚跟内翻或者疼痛

- **外形**

  正常:当身体负重时,纵弓可变平。无负重时,双脚平坦(扁平足),脚背高隆(弓形足)

  异常:扁平足并疼痛

- **脚趾**

  正常:双脚脚趾笔直,平整,对称

  异常:锤状趾、爪趾、槌趾、趾外翻、拇囊炎、跖趾关节大脚趾红肿发热、疼痛(可伴痛风结石)

项目	结果
触诊跟腱及跖骨关节	
检查者利用双手的大拇指及手指压迫前面的脚,触诊每个跖骨关节	正常:无压痛及肿块,双侧对称 异常:疼痛、肿块、跟腱末端增厚
运动范围的检查	
要求患者坐下,并进行运动	
● **背屈**	正常:达 20°的背屈
将脚尖指向天花板	
● **跖屈**	正常:达 45°的跖屈
将脚尖指向地板	
● **内翻及外翻**	正常:达 30 度的内翻或者 20°的外翻
踝关节背屈,依次使将脚底朝向(内翻)或远离另一只脚(外翻)	
● **外展及内收**	正常:外展可达 10°,内收可达 20°
固定双腿,旋转踝关节,依次朝向或远离另外一只脚	
● **屈曲及伸展**	正常:具备一定程度伸展及屈曲能力,尤其是大脚趾
弯曲或者伸直脚趾	
检查踝关节的肌肉	
分别在患者保持背屈或跖屈的情况下施加对抗压力	正常:双侧对称并能够完全对抗阻力 异常:不能够完全对抗阻力

鉴别诊断要点

主诉	结果
强直性脊柱炎	
发病多集中于 20~40 岁的男性。起病隐匿,表现为下腰部疼痛,可累及臀部及肩部。疼痛可从一侧向另一侧波动,并降低脊柱活动性	腰椎活动受限。肩部、臀部及膝关节可随后受累,表现为活动受限。亦可出现葡萄膜炎

主诉	结果

腕管综合征

夜间出现的手部麻木、灼热感及刺痛。腕部旋转运动可诱发。疼痛可放射至臂部

双手无力，手掌鱼际肌变平

痛风

突然起病的关节肿胀发热、剧烈疼痛、关节运动受限。主要见于40 岁以上的男性及绝经后的女性。多累及大趾近端，但手腕、手、膝关节及踝关节均可累及

肿胀关节表面的皮肤可变薄并变红或变紫。慢性痛风皮肤下尿酸沉积可形成痛风石

腰椎间盘突出

可在提重物时出现。典型症状包括下腰部疼痛，放射至臀部及大腿前部或小腿下部神经根皮节分布的区域。平躺可缓解疼痛

脊柱旁肌肉出现痉挛或疼痛。患者常常脚跟行走(L4 及 L5)或脚尖行走(S1)困难。累及肢体可有麻木、刺痛或无力感

滑囊炎

肩部，肘部，臀部及膝关节为常见位置，关节囊红肿，出现疼痛及僵硬感。运动加重疼痛感

肿胀导致运动受限；运动时，疼痛；存在压痛点；发热红斑。疼痛可放射至肌腱

骨关节炎

见第 215~216 页的表格

风湿性关节炎

见第 215~216 页的表格

主诉	结果

扭伤

　　常与运动前未热身、疲劳及先前外伤有关。轻者肌内纤维断裂，重者可出现肌肉完全撕裂

　　短暂性肌肉无力，痉挛、疼痛及挫伤

骨折

　　常在急性外伤中出现。存在骨紊乱综合征（成骨不全症，骨质疏松、骨肿瘤转移）的患者更易出现

　　畸形、水肿、疼痛、功能丧失、颜色改变及感觉异常

腱鞘炎

　　肩部、膝部及脚跟及腕部出现运动中疼痛感

　　肌腱有压痛点，累及关节出现主动运动疼痛感及活动受限

肩袖断裂

　　肩关节及三角肌区域出现的疼痛，患者可在夜间痛醒

　　患者侧举手臂不能对抗阻力。肩锁关节周围出现疼痛。肩关节旋转时出现摩擦声、捻发音及肌无力

关节炎的鉴别诊断

症状和体征	骨关节炎	风湿性关节炎
起病	隐匿	逐渐或突然（24~48 小时内）
僵硬持续时间	几分钟，局限，长时间休息后出现"胶化现象"	数小时，休息后最明显
疼痛	持久运动中出现，休息可缓解	休息时也可出现，可影响睡眠
无力	局限而不严重	明显，肌萎缩不明显

（待续）

关节炎的鉴别诊断(续)

症状和体征	骨关节炎	风湿性关节炎
疲劳	不常见	严重,起床4~5小时后出现
抑郁及情绪不稳定	不常见	常见,与疲劳及疾病活动相关,疾病缓解
受累关节局限性疼痛	常见	几乎都存在;炎症活动最敏感的指征
肿胀	渗出液多见,少数滑液,反应性肿胀少见	软组织梭形肿胀,渗出液多见,滑膜增生变厚
发热、红斑	不常见	有时候出现
捻发感、爆裂音	声音粗糙、中度响度	
关节肿大	轻度,关节稳固	声音清,中度响度

儿科检查注意事项

体格检查

　　婴儿、儿童和青少年的肌肉骨骼结果和运动发育随着他们的成长而改变(关于特定年龄的儿科预后的完整描述见第 21 章)

儿童及青少年运动检查项目

- 观察患者姿势和肌肉轮廓
- 观察患者步态
- 要求患者用脚尖和脚跟走路
- 观察患者单脚跳跃的姿态,要求患者完全屈膝并以此姿势行走四步
- 检查患者的脊柱弯曲程度和腰部延伸程度,要求患者在膝盖伸直时,用手指触及脚趾
- 触诊肩和锁骨是否出现脱臼
- 检查下列部位的活动范围:颈部、肩部、肘部、前臂、手、手指、臀部
- 对膝盖韧带进行抽屉实验

典型病例

主诉:13 岁女孩,因肩部及臀部高度不对称被校医发现,转诊至医院。患者平时积极参加体育活动,肌肉力量良好,无腰痛及僵硬感。

结果:直立时,脊柱竖直无明显畸形,胸椎微右弯,并向前弯曲。肋骨无隆起。右肩及髂骨嵴比左侧稍高。肌肉及四肢对称;肌肉力量正常且双侧对称;主动运动时,所有关节无疼痛、僵硬、受限或弹响。

第 19 章

神经系统

检查工具

- 手电筒
- 常用物品(硬币、钥匙、指夹)
- 无菌针头
- 棉签
- 压舌板(一个完好,一个带有圆尖状凸起)
- 水杯
- 音叉(包括 200~400Hz 和 500~1000Hz)
- 叩诊锤
- 5.07 尼龙线
- 热水和冷水试管
- 装有芳香味物品(咖啡、橙子、薄荷、香蕉)的瓶子
- 几瓶带有涂抹器的液体(葡萄糖、盐水、柠檬水或醋、奎宁)
- 味觉量表

检查

与身体其他部位一样,神经系统的检查十分重要。当患者的病史和其他检查结果没有提示潜在的神经系统疾病的时候,我们按照第 219 页表格中的内容完成神经系统的查体即可,而不是一整套的神经系统查体。在第 18 章,已经评估了患者的肌张力和肌力,这些检查结果对神经系统的检查很重要。在第 3 章,已经阐述了神经系统中精神状态的检查内容,这里不再赘述。

神经系统筛查

这个简短的筛查广泛地应用于没有明显神经系统疾病的被检查者

脑神经

按顺序依次检查第 2 对脑神经到第 12 对脑神经；一般不检查味觉和嗅觉，除非患者出现相应异常症状(第 220~224 页)

本体觉和小脑功能

执行下列的每一项检查:有节奏的快速轮替活动，动作的准确性，平衡感(Romberg 试验)，步态和一字步行走(第 224~226 页)

感觉功能

在肢体末端检查皮肤的痛觉和触觉；在大脚趾测试振动觉和位置觉(第 226~232 页)

深反射

完成所有的深反射检查和跖反射检查，除了阵挛试验(第 232~235 页)

第 1 对到第 12 对脑神经

下面列出的第 220~224 页图表总结了脑神经的检查和注意细节。当怀疑有感觉或运动功能缺失的时候，应当确定这种缺失的程度

脑神经检查步骤

脑神经(CN)	检查步骤
CN I (嗅神经)	测试辨别熟悉的香味，患者需要闭着眼睛，一次检查一侧鼻孔
CN II (视神经)	测试远、近视力。行眼底镜检查。测量患者视野
CN III 、CN IV 、CN VI (动眼神经、滑车神经、展神经)	测试眼球外肌运动功能。检查眼睑是否下垂。检查两侧瞳孔大小，直接、间接对光反射以及调节反射
CN V (三叉神经)	检查面部肌肉有无萎缩和颤动。在患者咬紧牙齿的时候触诊咬肌紧张度和力度。检查每一根分支支配区域的痛觉和触觉，若痛觉及触觉出现异常再检查温度觉。检查角膜反射

(待续)

脑神经检查步骤(续表)

脑神经(CN)	检查步骤
CN Ⅶ(面神经)	检查面部表情变化时,两侧的对称性(例如:微笑、皱眉、鼓腮和皱额)。检查舌两侧对甜、咸、酸及苦的感觉
CN Ⅷ(前庭蜗神经)	检查轻声说话时是否能听到,或者行听力测试 比较骨传导和气传导 检查声音的偏侧定位
CN Ⅸ(舌咽神经)	行味觉测试(参考面神经)。检查咽反射和吞咽功能
CN Ⅹ(迷走神经)	检查患者发声时两侧软腭是否对称,悬雍垂是否居中,检查咽反射。观察有无吞咽困难。评估发声的喉音(有无鼻音或者嘶哑)
CN Ⅺ(副神经)	检查胸锁乳突肌的肌力(耸肩对抗阻力)。检查斜方肌及肌力(头转向一侧抵抗阻力)
CN Ⅻ(舌下神经)	检查舌以及伸舌时是否对称,有无颤动或萎缩。测试舌向下和向两侧的运动功能。评估发音的准确性

项目	结果
检查嗅神经 嘱患者闭目。塞住一侧鼻孔,先用最少刺激性香味的物质测试嗅觉,如橙子或者薄荷,嘱患者深吸气并且辨认出味道。患者稍做休息后,再塞住另一侧鼻孔,用不同香味的物质再次测量。这样重复2~3遍操作	正常:两侧鼻孔均能够闻到并辨别出气味 异常:嗅觉缺失,无法闻到气味或者辨别气味

项目	结果
检查视神经 　　参考第 8 章中讲述的远、近视力的测量和视野的测量	正常：裸眼或者戴眼镜后视力 20/20；视野正常
检查动眼神经、滑车神经、展神经 　　参考第 8 章讲述的眼球在 6 个方向上的运动，瞳孔大小、形状、光反射和调节反射，以及上眼睑的运动	正常：双侧瞳孔等大等圆，直接和间接对光反射存在，调节反射正常，眼球运动良好 异常：未达到上述描述的症状。上眼睑下垂
检查三叉神经 ● **咬肌紧张度** 　　检查两侧脸颊是否对称，有无肌肉抽搐，嘱患者咬紧牙齿，触诊患者咬肌	正常：两侧对称 异常：咬肌萎缩，下颌偏于一侧或肌肉颤动
● **感觉** 　　嘱患者闭目，在两侧的头皮、面颊和下颌分别用锋利和圆滑的压舌板或纸片触碰患者，让患者汇报所感觉到的是尖锐还是圆滑的感觉。接着，用棉絮和刷子刺激这 6 个区域，让患者汇报所感受的是何种物质。最后，用木质的棉签测试颊黏膜的感觉	正常：面部两侧的感觉对称 异常：面部两侧感觉不一致，加测温度觉，用一试管的温水和一试管的冷水分别测试面部的感觉 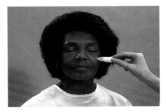 检查三叉神经感觉支。
● **角膜反射** 　　参考第 8 章讲述的角膜反射觉	正常：双侧对称的闭眼。可能会因为患者佩戴隐形眼镜，该反射未被引出或减弱

项目	结果
检查面神经	
• **面部表情** 嘱患者做以下面部表情，然后检查患者表情肌 • 抬眉皱额 • 微笑 • 皱眉 • 鼓腮吹气 • 噘嘴和吹气 • 露齿 • 抵抗阻力闭眼	正常：面目对称 异常：面肌抽搐，不正常的面部运动，或表情不对称（一侧鼻唇沟变浅、眼睑下垂、嘴角歪斜）
• **发音** 听发声的清晰度	异常：难以清晰地发出 b、m 及 p 的唇音
• **味觉（第Ⅶ对脑神经和第Ⅸ对脑神经）** 向患者展示味觉量表。嘱患者伸出舌头。在一侧舌合适的味蕾区蘸上 4 种溶液中的一种，让患者汇报味觉。每检查完一次，让患者漱一次口，然后接着用不同的溶液和棉签测试完成两侧舌头的检查	正常：两侧舌头相应的味蕾区均能够识别甜、咸、酸、苦味道

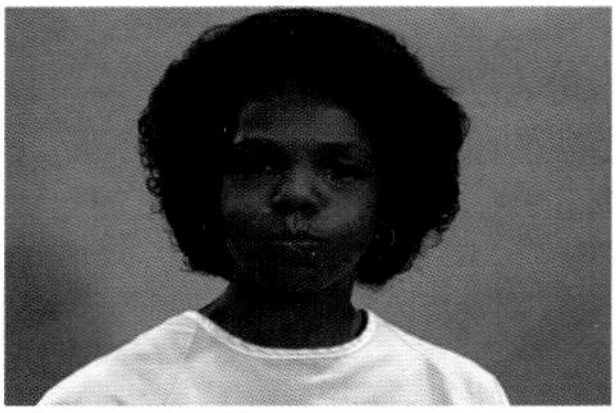

面神经功能评估。

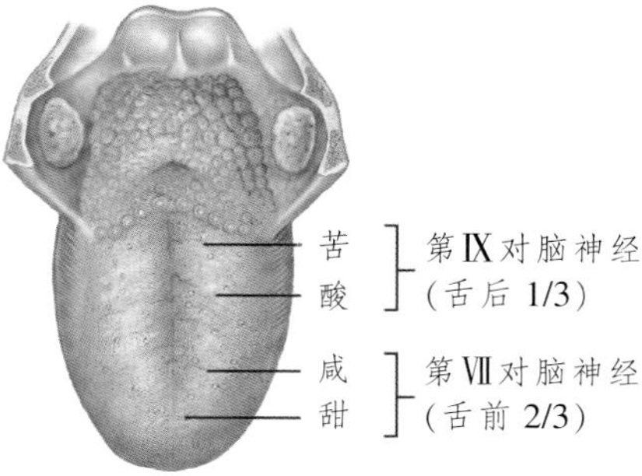
苦
酸
第Ⅸ对脑神经
（舌后 1/3）
咸
甜
第Ⅶ对脑神经
（舌前 2/3）

味觉评估选点。

项目	结果
检查听神经	
● **听力** 　　参考第 9 章或行听力测试	正常:两侧耳朵听力正常
● **前庭功能** 　　参考第 225 页的平衡功能 （Romberg 征）	
检查舌咽神经	
● **味觉** 　　参考面神经	
● **咽反射** 　　参考迷走神经	
检查迷走神经	
● **运动功能** 　　观察患者张口发"啊"音时两侧软腭上抬是否一致,悬雍垂是否居中	正常:两侧软腭上抬一致,悬雍垂居中 异常:患侧软腭上抬受限,悬雍垂偏向患侧;双侧神经麻痹时,悬雍垂居中,但双侧软腭上抬受限
● **咽反射（鼻咽的感觉,由舌咽神经和迷走神经共同支配）** 　　告知患者将进行咽反射测试。用压舌板轻触左侧或右侧咽后壁,观察喉部肌肉收缩、软腭上抬及悬雍垂	正常:两侧软腭上抬,喉部肌肉收缩,悬雍垂居中 异常:反射迟钝或消失,患侧软腭上抬减弱,悬雍垂偏向患侧
● **吞咽功能（舌咽神经及迷走神经共同支配）** 　　嘱患者饮水	正常:饮水顺利 异常:饮水呛咳
● **发音**	异常:声音沙哑,鼻音重或者发音困难
检查副神经 　　参考第 7 章和第 18 章中讲述的如何评估斜方肌及胸锁乳突肌的大小、形状及肌力	正常:两侧肌肉大小、形态及肌力对称

项目	结果

检查舌下神经

● 嘱患者伸出舌头,检查舌向外伸出和舌向内缩回有无异常

正常:舌头居中,两侧对称

异常:肌束颤动、不对称、萎缩或偏斜

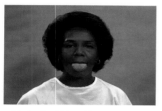

检查舌下神经的运动功能。

● *舌运动*

　嘱患者伸舌,分别向内、外左、右、上、下运动

正常:能够完成上述运动

● *舌肌肌力*

　检查者用示指在其脸颊上施力,嘱患者用舌头抵抗

正常:舌肌有力

● *发音*

异常:发 l、t、d 或 n 翘舌音困难

本体觉和小脑功能

评估协调性和精细运动能力

　患者取坐位

● *快速有节奏轮替运动*

　嘱患者轮替用手背和手掌拍打膝盖。或嘱患者依次用示指、中指、无名指和小指与同侧的大拇指对指,再反过来做一次,每一次检查一侧手掌

正常:动作协调,保持节奏,并且越做越快

异常:动作不协调、缓慢,没有节奏,或者有痉挛性运动

项目	结果
● **指鼻试验** 　　嘱患者以示指点触距其前方40~50cm的检查者的示指,再以示指点触自己的鼻尖,由慢到快,先睁眼、后闭眼,换手重复进行。在此期间,检查者可变换自己手指的位置,如下图所示	正常:动作精准、快速。 异常:小脑半球病变时同侧指鼻不准;如睁眼时指鼻准确,闭眼时出现障碍则为感觉性共济失调

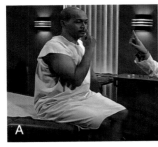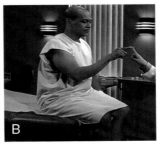

患者以示指触自己的鼻尖图(A),同检查者的示指图(B)评价其动作的精确度。

项目	结果
● *动作的准确性（可以分别在坐位、站位或仰卧位）* 　　嘱患者将一侧下肢的足跟置于另一下肢膝盖下端,再沿胫骨前缘向下移动,换另一侧下肢重复进行	正常:能够正确完成上述动作 异常:小脑损害时,动作不稳;偏向一侧不规整

检查平衡觉

● **平衡功能**(Romberg 征) 　　嘱患者足跟并拢站立,双手向前平伸,先睁眼,后闭眼。站在患者身边以防止患者摔伤	正常:站立稳,可有少许摇晃,没有摔倒倾向 异常:出现身体摇晃,失去平衡,或倾斜即将摔倒

项目	结果
● **平衡功能(平衡恢复)** 向患者解释检查的内容之后,嘱患者将双脚稍微分开站立,检查者推患者肩膀,观察患者恢复站姿的能力。准备接住患者以防患者摔伤	正常:快速恢复站姿 异常:需要检查者扶住
● **平衡功能(平衡跳跃)** 嘱患者闭目单足站立,换另一侧下肢重复。然后,嘱患者单足跳跃	正常:可以闭目单足站立或单足跳跃至少5秒不失去平衡 异常:站立不稳,对侧下肢需要点地保持平衡,有摔倒倾向
● **步态:行走** 嘱患者脱鞋后,在检查室或者走廊行走,先睁眼,后闭眼	正常:步态轻松、有节奏,两侧步幅一致;躯干直立,双手摆动协调 异常:跛行,共济失调步态,跨阈步态,剪刀步态,失去双手摆动,蹒跚步态
● **步态:一字步** 嘱患者走一条直线,后脚的脚尖顶着前脚的足跟,来回走两遍	正常:足跟与足尖连接准确,身体可有少许晃动 异常:需要伸展双臂保持平衡,步态不稳,身体左右摇晃剧烈,有摔倒倾向

感觉功能

检查主要的感觉功能

所有检查要求患者闭目完成。先从最小的刺激开始,逐渐加大刺激力度直到患者可以感知。检查对侧身体,让患者对比两侧的感觉是否一致	正常:所有的测试,两侧的感知差异很小,对不同刺激能够正确地辨别(例如:尖锐、圆钝),对刺激的定位正确(例如:肢体近端或远端) 异常:脊神经皮支受损,其相应支配部位的感觉功能障碍(参考第227~228页)

项目 结果

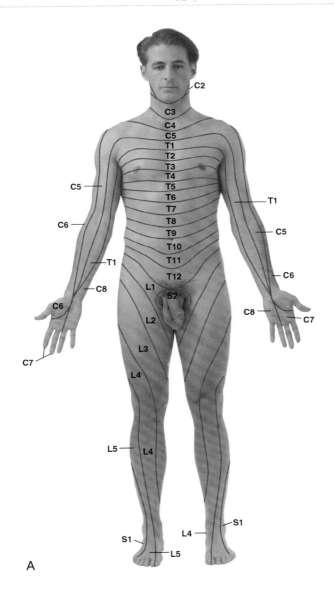

A

项目	结果

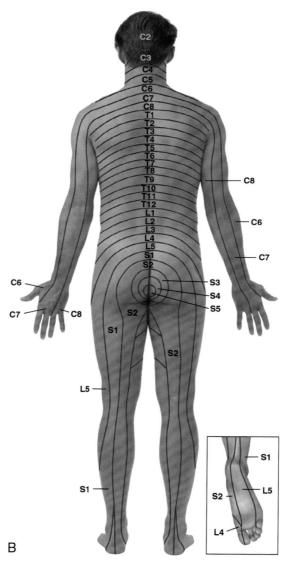

(A)躯体皮节分布正面观;(B)躯体皮节分布背面观。

项目	结果

● **浅触觉**

　　如右图所示,用棉絮或检查者的指甲轻触患者皮肤,询问患者是否感觉到或能否定位

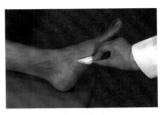

浅触觉检查。

● **痛觉**

　　选用边缘尖锐和光滑的压舌板或圆滑和折尖的纸片触碰患者皮肤,间隔 2 秒,再次刺激,询问患者能否辨认前后两种刺激的不同并且定位部位

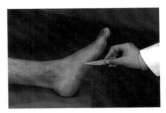

痛觉检查。

● **皮肤温度觉和深压觉**

　　只有在皮肤痛觉有异常时,才行该项检查

　　● **温度觉**:用盛有热水或冷水的玻璃试管交替接触患者皮肤,嘱患者辨别冷、热感并且定位部位

正常:能够辨别冷、热感并且定位部位

　　● **深压觉**:挤压患者斜方肌、小腿或肱二头肌肌肉

正常:被挤压部位的不适

● **保护性感觉**

　　只有对糖尿病患者以及怀疑有感觉受损的患者行该检查

　　用 5.07 的尼龙线刺患者直到丝线变弯,在足底部和背部以随机的方式选取被测部位,避开长茧和破损的皮肤

正常:能够感觉到所有的被触碰到的地方

异常:任一部位的感觉缺失

项目	结果

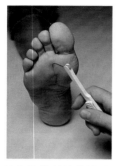

尼龙丝线刺触觉试验。

● **振动觉**

用震动着的音叉柄置于骨突起处(如脚趾、脚踝、胫骨、手指关节、手腕、肘、肩膀、胸骨等),先从远侧开始。询问患者有无震动感觉并且定位部位,判断两侧有无差别。检查者用手停止音叉的震动,观察患者是否能分辨出来

正常:嗡嗡的或麻感,定位准确
异常:无法分辨振动觉

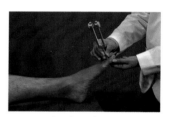

振动觉检查。

● **关节位置觉**

从侧面握住患者的大脚趾,然后上抬或者下压,询问患者脚趾的运动方向,每次移位完毕要归位。在患者另一侧脚趾和双手上重复试验

正常:患者能正确回答出关节位置

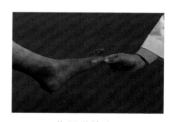

位置觉检查。

项目	结果

检查皮质感觉

　　所有检查均要求患者闭目完成

● **实体觉**

　　嘱患者用单手触摸熟悉的物体,如钥匙、硬币等,并说出物体的名称

异常:无法辨认物品(触觉失认症)

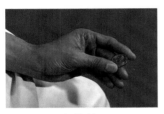

实体觉。

● **两点辨别觉**

　　以两根无菌针头或两根边缘锋利的压舌板轻轻刺激皮肤上的两点, 检测患者辨别两点的能力,再逐渐缩小刺激点间距,直到患者感觉为一点时,测其实际间距,两侧比较

正常:正确辨别一点或者两点。手指、脚趾的辨别间距为 2~8mm,身体不同部位的两点辨别觉不同,例如后背为 40~70mm,前臂为 40mm

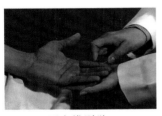

两点辨别觉。

● **消除现象**

　　用破损的压舌板同时刺激同一侧面颊和手,或其他两个地方,询问患者被刺激的部位及数目,两侧比较

正常:正确回答被刺激的部位和数目

项目	结果

● **体表图形觉**

　　用圆钝的笔或者棉签在患者的掌面画字母、数字或图形,观察其能否识别,在另一只手上重复试验

正常:正确识别字母、数字或图形

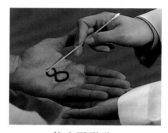

体表图形觉。

● **点定位**

　　触摸患者皮肤,询问患者被触摸的地方

正常:能正确定位

反射

检查浅反射

　　嘱患者仰卧位

● **腹壁反射**

　　用叩诊锤把柄或压舌板轻划两侧腹壁皮肤

正常: 两侧脐周的腹肌轻微地收缩。肥胖及经产妇由于腹壁过于松弛也会出现腹壁反射减弱或消失,应予以注意

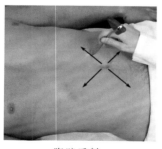

腹壁反射。

● **提睾反射(男性患者)**

　　竹签由下而上轻划股内侧上方皮肤

正常:同侧提睾肌收缩,睾丸上提

项目	结果

● *跖反射*

检查者手持患者踝部,用稍微尖锐的竹签划足底外侧,由足跟向前至近小趾跖关节处转向姆趾侧

正常:反应为足跖屈曲,2 岁以下儿童可有大脚趾背曲,同时其余四趾扇形张开

异常:2 岁以上的患者出现足趾扇形张开,或大脚趾背曲伴或不伴有其余四趾扇形张开(即 Babinski 征阳性)

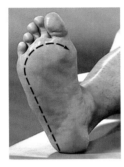

跖反射检查。

检查腱反射

让患者放松,大多数检查可以取坐位或者仰卧位完成。每一项检查都要两侧对比。反射强度通常分为以下几级

正常:两侧反射明显且对称

异常:反射消失或者减弱(0 或者 1+),或者亢进(3+或 4+)

腱反射分级

分级	腱反射
0	无反射
1+	肌肉收缩存在,但无相应关节活动,为反射减弱
2+	肌肉收缩并导致关节活动,为正常反射
3+	反射增强,可为正常或病理状况
4+	反射亢进并伴有阵挛,为病理状况

项目	结果

● **肱二头肌反射**

被检者肘关节屈曲 45°,检查者握住肘窝的肱二头肌肌腱。检查者把拇指放在肌腱上,其余手指放在关节下方,然后用叩诊锤敲自己的拇指

正常:可引起可视的和可触摸的肘关节弯曲,肱二头肌收缩

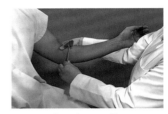

肱二头肌反射。

● **肱桡肌反射**

被检者前臂置于半旋前位,屈曲 45°,检查者以左手托住其前臂,用手轻轻转动,随即以叩诊锤叩肱桡肌腱

正常:可引起肱桡肌收缩,发生屈肘和前臂旋前动作

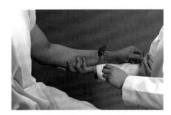

肱桡肌腱深反射。

● **肱三头肌反射**

患者外展前臂,屈肘关节 90°,前臂自然下垂或检查者用左手托住其前臂,触及鹰嘴上方的肱三头肌肌腱,右手用叩诊锤直接叩击

正常:可见或可触到前臂伸展,肱三头肌收缩

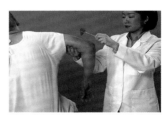

肱三头肌腱反射。

项目	结果

● **膝反射**

坐位检查时,患者小腿完全松弛下垂与大腿成直角,用右手持叩诊锤叩击膝盖髌骨下方股四头肌肌腱

正常:可引起小腿伸展,股四头肌收缩

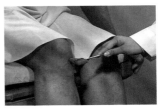

膝深肌腱反射。

● **跟腱反射**

患者取坐位,屈曲膝关节,检查者左手将患者足部背屈成直角,以叩诊锤叩击跟腱

正常:反应为腓肠肌收缩,足向跖面屈曲

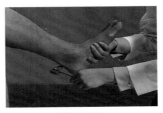

跟腱反射。

● **阵挛**

用一只手托患者腘窝,使膝关节半屈曲,并用另一只手推足前部,迅速而突然用力,使足背屈,并用手持续压足底

正常:无节律性收缩

异常:阳性表现为腓肠肌与比目鱼肌发生连续性节律性收缩,而致足部呈现交替性屈伸动作,系腱反射极度亢进

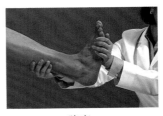

阵挛。

上下运动神经元疾病鉴别诊断

评估指标	上运动神经元	下运动神经元
肌张力	肌张力增高,肌肉痉挛,可以有阵挛	肌张力降低,肌肉松弛
肌萎缩	无或有轻度失用性萎缩,但是肌力减弱	肌力丧失,肌肉萎缩明显
感觉	若有感觉受损,一般为整个肢体都受累	感觉受损区域符合周围性神经或者皮节的分布
反射	腱反射和腹壁反射增强,巴宾斯基征阳性	腱反射、腹壁反射和跖反射减弱或消失,病理征阴性
肌束颤动	无肌束颤动	有肌束颤动
自主运动	自主性运动消失	自主性运动消失
损伤定位	脑干以上受损引起对侧肢体瘫痪;脑干以下受损引起同侧肢体瘫痪	损伤引起同侧肢体瘫痪

鉴别诊断要点

主诉	结果

多发性硬化

患者感觉疲劳、眩晕、虚弱、麻木,出现视力模糊、复视、视力丧失,尿频、尿急、排尿困难、性功能障碍、情绪变化等症状

肌肉无力,共济失调,腱反射活跃;感觉异常,感觉损失;意向性震颤;视神经炎;认知改变

全面强直阵挛发作

发作前有预兆,强直期全身骨骼肌持续性收缩。阵挛期是肌肉有节奏的阵挛,眼球上翻,唾液等分泌物增多。发作后期,全身肌肉松弛,括约肌松弛,出现尿失禁和大便失禁

强直期(短暂的肌肉收缩后伸张,持续 10~15 分钟,眼球上翻,瞳孔散大)、阵挛期(肌肉有节奏的收缩和松弛)、发作后期(昏迷后,意识逐渐恢复,有意识模糊和嗜睡)

主诉	结果
脑膜炎	
患者可以有发热、寒战、头痛、颈强直、嗜睡、倦怠、呕吐、易怒、癫痫等症状	精神状态改变，意识模糊，颈强直，Brudzinski 征和 Kernig 征阳性
脑炎	
前驱期有发热等病毒感染症状，接着出现嗜睡、烦躁和精神异常	精神状态改变，意识模糊、木僵、昏迷、畏光、颈强直、肌无力、瘫痪和共济失调
颅内肿瘤	
患者有头痛、昏睡、恶心和呕吐；记忆丢失和意识模糊；步态蹒跚，缺乏协调性；行为或人格改变	病灶累及部位不同，所引起的症状体征不同；意识改变，意识模糊，视神经盘水肿，脑神经受损，失语症，视力丧失，步态异常，共济失调
脑卒中（脑血管意外或脑外伤）	
一侧肢体的感觉缺失或者无力；意识突然模糊，口语表达障碍或听不懂别人的话；一侧或双侧视力损害；突然偏瘫，失去平衡或者失去协调性；不明原因的剧烈头痛	意识改变，血压升高，大小便失禁，一侧或者双侧肢体或面肌瘫痪，失语（运动性失语或者感觉性失语），发音障碍，水平凝视障碍，偏盲
帕金森病	
静止性震颤、意向性运动和睡眠时震颤消失，随意动作迟缓，拇指与示指间"搓丸样"动作，可以有麻木、疼痛、刺痛和肌肉痛的感觉	震颤、肌强直、屈曲体态、欠缺平衡性；步伐小，僵硬，呈"冻结"现象；吞咽活动减少导致流涎，语音低调，语速变慢，含糊不清，单调乏味；认知障碍，痴呆

主诉	结果

周围神经病

患者感觉进行性麻木、刺痛、手脚烧灼样感觉；走路有踩棉花感或感觉异常；手指无法区别不同的硬币；双足有夜间痛

始于足部的保护性感觉减少，渐渐累及小腿；肢体远端脉搏减少，踝反射和膝反射消失，膝以下振动觉丧失，肢端肌无力，无法以足尖或足跟为支点站立

三叉神经痛

一侧面部的剧烈疼痛，可由咀嚼、吞咽、说话、刷牙或寒冷引发

疼痛区域可有轻微的感觉受损，神经检查可正常

Bell 面瘫

一侧面部快速进展的麻痹

患侧额纹消失，鼻唇沟变浅，眼裂不能闭合且眼睑下垂，面部感觉正常

脑瘫

运动神经发育迟缓，活动受限；可以有听力、发音或者言语障碍；喂养困难

肌张力可以增高或降低，震颤，剪刀步或宽距步态，尖足，姿势异常，智力发育迟缓或有学习障碍，原始反射存在，肌张力不协调

儿科检查注意事项

体格检查

随着儿童的成长发育，幼儿的神经系统检查结果会有所改变（第21章完整地描述了随着年龄增长儿童预期的发育结果）

项目	结果
婴幼儿间接的脑神经检查	
● **瞬目反射**(CN Ⅱ,CN Ⅲ,CN Ⅳ, CN Ⅵ) 　　用光束照射婴儿睁开的眼睛。观察眼睛快速闭合并且头后仰	正常：婴儿紧紧地注视着近物或人脸,双眼可追视物品 异常:无反应,可能提示光感差
● **觅食反射**(CN Ⅴ) 　　触碰婴儿一侧嘴角	正常：婴儿张口并且头转向刺激方向。如果婴儿刚刚被喂饱,该反射会减少或无反应
● **吸吮反射**(CN Ⅴ) 　　检查者将手指伸入婴儿口中感觉吸吮动作。记录吸吮压力、力度和方式	正常：检查者手指感觉婴儿舌肌有力
● **婴儿面部表情**(CN Ⅶ) 　　注意婴儿哭闹时的额纹和微笑时的面容是否对称	正常:表情对称
● **听觉-眨眼反射**(CN Ⅷ) 　　检查者在距离婴儿头部30cm 处拍击手掌;注意不要产生气流	正常：两眼对尖锐的声音有眨眼反应。重复试验,婴儿将适应。其对尖锐的声音保持僵硬的姿势。 异常:2~3 天龄婴儿无反应
● **眼脑反射**(CN Ⅷ) 　　将婴幼儿面向检查者，保持头部稳定,首先将其头部转向一侧,然后再向别侧转动	正常：可以发现婴儿的双眼一开始向转动的方向移动，接着会共轭地向相反方向转动 异常:眼球运动与上述不同
● **吞咽和咽反射**(CN Ⅸ and CN Ⅹ)	正常:吮吸和吞咽活动协调

项目	结果
● **吸吮和吞咽**(CN Ⅻ) 　轻轻捏住婴儿鼻子	正常：婴儿张开口，舌尖在中线处上抬
婴儿的原始反射评估	
● **握持反射**(出生时出现) 　确保婴儿头部居中，检查者将手指从婴儿两手的尺侧缘伸进手心，轻压其手掌	正常：婴儿仰卧位，使其放松或者睡着，旋转其头部令下巴超过肩膀，再向对侧重复一次
● **足抓握反射**(出生时出现) 　检查者触碰婴儿足尖跖面	正常：婴儿脚趾会出现弯曲好像要将物体抓住一样。该反射持续到 8 月龄
● **拥抱反射**(出生时出现) 　婴儿半坐位，将其头部和躯体往下降 30°	正常：双臂外展，手指伸开，大拇指和示指呈 C 形。接着上肢屈曲内收呈拥抱状。该反射在 3~4 月龄减弱，在 6 月龄消失
● **立足反射**(4 天时出现) 　婴儿被竖着抱起，让其足背接触桌子或椅背的边缘	正常：婴儿会屈曲臀部和膝部，抬脚好像要踩上去一样。该反射消失的年龄变异度大
● **跑步反射**(出生至 8 周龄出现) 　婴儿被竖着抱起，把其脚放在桌面上	正常：婴儿做出迈步一样的伸腿和屈腿动作。该反射在自主行走后消失
● **非对称性紧张性反射**或"**击剑反射**"(2 至 3 月龄出现) 　婴儿仰卧位，使其放松或睡着，旋转其头部令下巴超过肩膀，再向对侧重复一次	正常：颜面侧的上、下肢伸肌张力增高成伸展位，另一侧肢体屈肌张力增强，上、下肢屈曲。该反射在 3~4 月龄减弱，在 6 月龄消失 异常：如果婴儿该反射未引出或者保持击剑样姿势应该谨慎

典型病例

主诉：患者，男性，48 岁，常规体检。平衡功能未见异常，感觉功能及步态正常。患 I 型糖尿病 30 年，血糖控制良好。

结果：第 II 和第 VII 对脑神经正常。步态协调。Romberg 征阴性。快速轮替动作协调、轻松。双侧浅触觉、痛觉和振动觉未见异常。四肢腱反射均为 2+。跖反射阴性。未见踝阵挛。尼龙线点刺试验发现患者双足跖面感觉减弱。

第 **20** 章

成人全身体格检查

检查项目

检查的顺序应是从头到脚分段进行,但是在遵循顺序的基本原则同时,允许根据具体受检者的需要和医生的情况,酌情对个别检查顺序做适当调整。

一般检查

从检查开始的那一刻,就应该开始观察患者,例如,在检查室里面,首次观察患者的时候,应该注意下面的特征。

- 痛苦或疾病的表情
- 体型
- 坐姿
- 面部表情放松程度
- 和检查室其他人的关系
- 对房间发生事情的关心程度

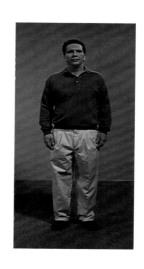

- 与你见面的行为方式
- 与你握手的手掌的湿度
- 眼神的情感表达
- 皮肤颜色
- 面部表情
- 活动度
  - 使用辅助设备
  - 步态
  - 坐下和起立
  - 脱下外套
  - 穿着和姿势
- 说话方式,是否有序,是否使用外语
- 听力障碍,是否使用辅助设备
- 身材
- 肌肉骨骼是否有畸形
- 视力障碍,有无辅助设备
- 和你的眼神交流
- 定向和警觉性
- 营养状态
- 呼吸情况
- 患者的陪护人

患者的准备(计划好每一步以减少患者的麻烦并保存患者的精力)

- 排空膀胱
- 尽可能脱去外衣(注意保护患者隐私)
- 穿上检查服

测量

- 测量身高
- 测量体重,并计算体重指数
- 评估视力——Snellen 图表
- 记录重要体征——体温、脉搏、呼吸、双臂血压、疼痛评分

患者坐位,穿好检查服

站在患者前方。

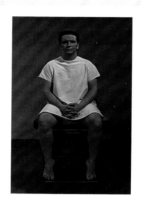

头面部

- 检查皮肤
- 检查眼和耳的对称性和外形
- 检查头颅外形
- 观察并触诊头皮和头发的质地、分布和疏密度
- 触诊面部骨骼
- 患者张嘴和闭嘴时,触诊下颌关节
- 触诊鼻窦,如果柔软,考虑进一步透照(其可有助于诊断,但是敏感性和特异性欠佳,应结合其他检查结果进行分析)
- 检查咬牙、紧闭眼、额纹、笑容、伸舌和鼓腮(第 V、VII 对脑神经)
- 测试前额、脸颊、下巴的触觉(第 V 对脑神经)

眼

- 外部检查
  - 检查眼睑、睫毛、睑褶
  - 检查眉毛对称性
  - 检查巩膜、结膜和虹膜
  - 触诊泪腺
  - 测试近视力——Rosenbaum 表(第 II 对脑神经)
- 眼功能
  - 检测瞳孔对光反应及调节反射
  - 行遮-掩试验和角膜光反射
  - 检测眼球运动(第 III、IV、VI 对脑神经)
  - 测试视野(第 II 对脑神经)
  - 检测角膜反射(第 V 对脑神经)

- 眼底检查
  - 测试视网膜红光反射
  - 检查晶状体
  - 检查视盘、黄斑区、视网膜血管和视网膜各象限

耳

- 检查对称性和位置
- 检查耳廓外形
- 触诊耳廓
- 手指在跳动的声音或轻耳语试验评估听力（第Ⅷ对脑神经）
- 耳镜检查
  - 检查外耳道
  - 检查鼓膜，查看是否有畸形、炎症
- 行 Rinne 和 Weber 测试

鼻

- 注意鼻中膈的结构和位置
- 检查两侧鼻孔是否通畅
- 用鼻镜检查黏膜、鼻膈隔、鼻甲
- 必要时，评估嗅觉（第Ⅰ对脑神经）

口和咽部

- 检查唇、颊黏膜、牙龈、软腭及硬腭、口底颜色和外观
- 检查口咽：注意舌腭弓和咽腭弓、悬雍垂、扁桃体、咽后壁以及嘴里的气味
- 检查牙齿的色泽、数目及外观
- 检查舌头颜色、形态特征、对称与否以及运动（第Ⅻ对脑神经）
- 测试咽反射，口张大发"啊"音检查
- 必要时，行味觉测试（第Ⅶ、Ⅸ对脑神经）

颈部

- 检查颈部和甲状腺的对称性和平滑度
- 检查颈静脉充盈（患者平躺时，再检查一次）
- 行颈部主、被动运动，嘱患者用力抵抗检查者的手
- 测试患者耸肩力度（第Ⅸ对脑神经）
- 触诊颈动脉搏动。一次只能触诊一侧（患者平躺时，再检查一次）
- 触诊气管位置

- 触诊甲状腺
- 触诊淋巴结：耳前淋巴结和耳后淋巴结、枕骨后淋巴结、扁桃体淋巴结、颏下淋巴结、下颌下淋巴结、颈部表层的淋巴结、颈后淋巴结、颈深淋巴结以及锁骨上淋巴结
- 听诊颈动脉和甲状腺

上肢

- 检查皮肤和指甲的特点
- 检查肌肉的对称性
- 检查和触诊手、胳膊、肩膀，包括肱骨内上髁淋巴结；注意骨骼肌肉有无畸形
- 评估关节的活动范围和肌力：手指、手腕、手肘和肩膀
- 检查桡动脉和肱动脉的搏动

患者取坐位，暴露背部

检查者站在患者身后。男性患者脱下长袍让背部和胸部充分暴露，女性患者同上，注意遮掩乳房。

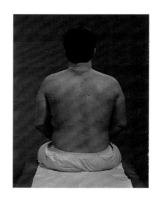

背部及胸后壁

- 观察皮肤及胸廓外形
- 观察肩膀是否对称及骨骼肌肉的发育
- 视诊及触诊肩胛骨及脊柱
- 触诊及叩诊肋脊角

肺部

- 观察呼吸运动——胸廓起伏、深度、频率及节律
- 触诊胸廓扩张度和语音震颤

- 触诊肩胛和肩胛下的淋巴结
- 系统性叩诊后胸壁和侧壁,正常为清音
- 叩诊膈肌
- 系统性听诊呼吸音,注意特点和附加音

患者坐位,暴露前胸

检查者站于患者前面。女性患者需拉低长袍暴露前胸。

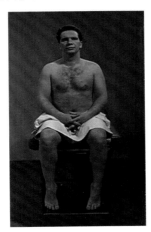

前胸、肺部及心脏

- 检查皮肤、肌肉骨骼发育情况及对称性
- 观察呼吸运动——患者的姿势及是否用力呼吸
- 检查搏动或起伏
- 触诊胸部,注意其固定,有无破裂声及触痛
- 触诊心前区震颤、起伏、搏动及心尖部的跳动
- 触诊语音震颤
- 触诊腋窝淋巴结
- 系统性叩诊,正常为清音
- 系统性听诊呼吸音
- 系统性听诊心脏:主动脉瓣区、肺动脉瓣区、第二主动脉瓣区、三尖瓣区及二尖瓣区

女性乳房

- 嘱患者取下列姿势以检查乳腺:患者手臂自然放于两侧;双手抱头或叠放于颈后;双手置于臀部;双手自然下垂于身体两侧,患者身体

前倾

- 行胸壁视诊和双手触诊
- 触诊腋窝淋巴结、锁骨上淋巴结、锁骨下淋巴结(如果尚未检查)

男性乳房

- 检查乳房及乳头的对称性、是否增大以及外形特点
- 触诊乳腺
- 触诊腋窝淋巴结、锁骨上淋巴结、锁骨下淋巴结

患者取 45°半卧位

- 协助患者 45°躺下,站于患者一侧,尽可能地让患者舒适地接受检查
- 观察患者取卧位时胸部
- 检查颈静脉搏动,测量右颈静脉压

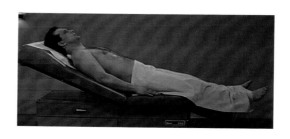

患者仰卧位,暴露胸部

协助患者躺下。如果患者不能耐受平躺,在头部垫高 30°,盖住腹部及下肢。

女性乳房

- 检查和触诊患者取卧位时乳房。嘱患者双手置于头上,分别以轻、中、重的力度触诊乳腺
- 挤压乳头深入乳晕

心脏

- 触诊胸壁,观察有无震颤、肺气肿、搏动
- 系统性听诊;嘱患者左侧卧位再听诊一次

患者仰卧位,暴露腹部

患者卧位,盖住患者胸部,暴露上腹部到耻骨联合。

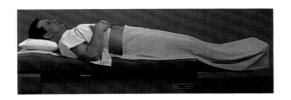

腹部

- 观察皮肤、腹部轮廓、搏动及运动
- 全腹听诊肠鸣音
- 听诊腹主动脉、肾动脉、髂动脉以及股动脉有无杂音以及静脉嗡嗡声
- 叩诊全腹
- 叩诊肝脾大小
- 在左腋中线上叩诊脾脏,正常为浊音
- 浅触诊全腹
- 深触诊全腹
  - 触诊右肋缘确定肝下缘
  - 触诊左肋缘定位脾脏
  - 在腰部触诊左、右两肾
  - 在腹中线触诊腹主动脉
- 测试腹壁反射
- 检查腹壁肌肉时,嘱患者抬头

腹股沟区

- 触诊淋巴结、动脉搏动,注意有无疝气

男性外生殖器

- 检查阴茎、尿道、阴囊和阴毛
- 触诊阴囊内容物
- 测试提睾反射

患者取仰卧位,暴露下肢

患者仰卧位,遮盖腹部及阴部,暴露下肢。

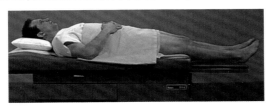

下肢

- 检查皮肤、毛发分布、肌肉及骨骼结构
- 触诊下肢,注意皮温、皮肤质地,有无水肿、动脉搏动(足背动脉、胫后动脉和腘动脉)
- 测试脚趾、足、踝关节以及膝关节的运动功能

髋部

- 触诊髋关节,注意其稳定性
- 测试髋关节的运动功能

患者取坐位,双下肢自然下垂

协助患者坐起,患者穿好长袍后,用布遮盖其膝部以上。

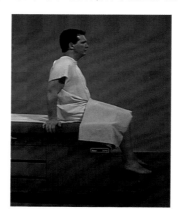

骨骼肌肉

- 观察患者坐起的过程
- 记录肌肉的运动功能及协调性,注意该动作对患者是否费力

神经系统检查

- 测试感觉功能——前额、面颊、下巴、上肢及下肢的感觉
- 测试腕关节及踝关节的本体觉
- 测试手掌、大腿及背部的两点辨别觉
- 测试实体觉和体表图形觉
- 嘱患者完成以下指令,测试上肢运动功能、协调性以及位置觉
  - 交替用示指点鼻子

- 交替快速用手指指点大拇指
  - 用示指在检查者示指和自己鼻子之间快速点指
- 嘱患者完成以下指令，测试下肢运动功能、协调性以及位置觉
  - 将足跟置于另一下肢膝盖下端，沿胫骨前缘向下移动
- 测试深反射，两侧对比——肱二头肌反射、肱三头肌反射、桡骨膜反射、膝反射及跟腱反射
  - 检查双侧跖反射

患者取站立位

协助患者取站立位，检查者站在患者身旁。

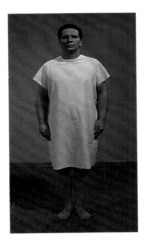

脊柱

- 嘱患者弯腰，视触诊脊柱
- 检查脊柱运动功能——过伸、侧弯及旋转

神经系统检查

- 观察步态
- 测试本体觉及小脑功能
  - 行 Romberg 试验
  - 嘱患者走直线，后脚的脚尖顶着前脚的脚跟走路
  - 嘱患者闭目单足站立，之后换另一侧检查
  - 嘱患者单足跳跃，之后换另一侧检查

腹部/生殖器

- 检查有无腹股沟疝和股疝

女性患者,截石位

协助患者摆好截石位,适当遮盖,检查者坐着检查。

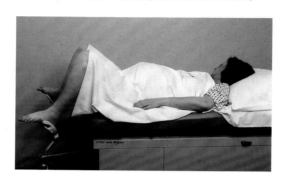

外生殖器

- 检查阴毛、阴唇、阴蒂、尿道口、阴道口、会阴和肛周、肛门
- 触诊阴唇及前庭大腺、挤压尿道旁腺

内生殖器

- 用窥阴器扩张阴道
  - 检查阴道及宫颈
  - 收集子宫颈抹片检查/人类乳头状瘤病毒和其他必要的标本
- 行双合诊检查阴道、宫颈、子宫及附件(检查者站着)
- 行直肠阴道检查,检查直肠阴道隔以及阔韧带
- 行直肠指诊
  - 评估直肠括约肌紧张度和皮肤特征;触诊直肠内壁有无肿块
  - 必要时,行直肠内容物培养
  - 记录手套上的粪便特点,检测隐血试验

男性患者, 向前弯腰

- 协助男性患者向前靠在检查床上(或取膝胸位, 或侧卧位)。站于患者身后
- 检查骶尾部及肛周
- 行直肠指诊
  - 评估直肠括约肌紧张度和皮肤特征
  - 必要时, 行直肠内容物培养
  - 触诊前列腺和精囊
  - 记录手套上的粪便特点, 检测隐血试验

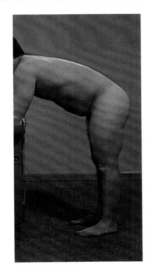

小结

- 检查结束后, 让患者换好衣服, 保护患者隐私
- 向患者告知并解释检查结果
- 回答患者的问题
- 确保患者明白自身身体状况
- 医院里体检完后, 应做好以下事情
  - 检查结束后, 将物品归位
  - 确保患者安置舒适妥当
  - 如有相应医疗条件, 应该拉起病床护栏
  - 确保开关及呼叫按钮在患者伸手可及之处

第 **21** 章

特殊人群体格检查：婴儿、儿童和青少年

体格检查指南

　　儿科体格检查应该符合儿童年龄和发育特点。并不是每次体格检查都要对每一个儿童进行各项观察和检查。对儿童做什么检查应该取决于儿童个体的特点和医生的临床判断,每一个检查项目都与其年龄、生理状况和情绪状态有关。根据不同需要,体格检查的顺序也不是一成不变的,而是根据具体情况做适当调整。对于医生来说,必须要保证儿童在检查台上的安全。在对婴儿和学龄前儿童(甚至年龄更大的患儿)做大部分体格检查甚至全部体格检查时,坐在父母的腿上进行检查通常被认为是更安全的一种方式。

- 应该记录患儿的行为及其与父母(或陪护者)的关系
- 提供玩具、笔和蜡笔(如果小儿年龄适合)使小儿放松、发展亲近关系,来评价小儿的生长发育情况和神经系统发育状态。尽量获得患儿的配合,即使这会花费更多时间,然而,这将使得后续的检查更加容易
- 当不得不对患儿进行眼底镜和耳镜检查时,应限制患儿活动。当患儿坐在父母大腿上时,可以让父母帮忙控制患儿
- 为了减少患儿对检查的恐惧感,可以用你的检查工具来逗患儿玩耍,转移注意力,或者在玩具、患儿父母或自身上演示该检查
- 测量并记录体温、体重、身长(高)、血压(记录所测肢体、袖带类型和测量内容)
- 记录所有测量值的百分位数,包括 2 岁以上小儿的体重指数
- 如果临床需要,应测量患儿两臂伸展距离、上段测量(顶臀长)、下肢长度、顶臀长/下肢长度和胸围
- 父母协助完成的患儿生长发育筛查法来评价其的语言、运动和社交技能
- 根据患儿与你以及和父母的交流沟通来评估其的精神状态

正在玩耍的儿童

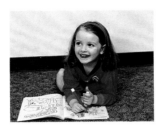

- 当儿童在地板上玩耍时，尝试与其建立亲近关系，并评价其肌肉骨骼和神经系统发育情况
- 观察其有动活动
- 让其演示以下动作：翻书、搭积木、画几何图形并涂色
- 评估步态、跳跃和活动范围
- 肌力：观察其爬上父母的大腿、弯腰和起身

坐在父母大腿上的儿童

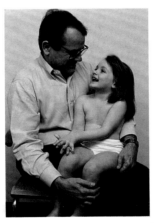

- 在父母的腿上对患儿进行检查；父母通常会更喜欢这种检查方式，而你也可以坐在凳子上，保持视线与患儿平齐，这样比在检查台上更容易检查
- 检查开始时，应让患儿保持坐着的状态，并脱去除了尿布和内衣裤以外的衣物以方便检查

上肢

- 视诊上肢的运动、大小、形状和皮肤改变，以及双手的活动情况、指数和掌纹

- 触诊桡动脉搏动
- 引出肱二头肌和肱三头肌腱反射
- 量血压

下肢

- 检查过程中患儿需站立
- 视诊下肢的运动、大小、形状、是否对称和皮肤改变
- 视诊足是否对称、足弓和趾数
- 引出跖反射、跟腱反射和膝反射

头颈部

- 视诊头部
- 视诊颈部形状、是否对称、发际线、眼睑、结膜褶、结膜、巩膜、虹膜和耳廓位置
- 触诊头部感受其大小(与年龄有关),触诊头部来感受颅缝、囟门和发质
- 测量头围(36 个月以下幼儿)
- 视诊颈部和是否有自主运动
- 触诊颈部:甲状腺、肌张力、淋巴结和气管位置

胸廓、心脏、肺部

- 视诊胸部,观察呼吸运动、胸廓扩张度、胸廓大小、形状、心前区运动、是否有畸形、乳头和乳腺发育
- 触诊前胸,定位心尖冲动
- 分别在前胸、侧胸和后壁的听诊肺部呼吸音,计数呼吸频率
- 听诊心脏所有的听诊区,计数心尖冲动并听诊第一心音、第二心音、是否有心音分裂和心脏杂音

患儿仍在父母大腿上,相对仰卧位,稍松开尿布

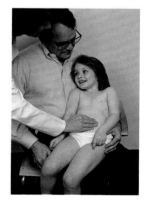

- 视诊腹部
- 听诊肠鸣音
- 触诊：肝脏大小和其他可触及的脏器或包块
- 触诊股动脉搏动，并和桡动脉相比较
- 触诊腹股沟淋巴结
- 视诊外生殖器
- 男性：触诊阴囊看睾丸是否下降和是否有其他包块

患儿站立

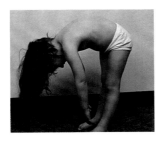

- 当小儿稍向前弯腰触摸脚趾时，视诊脊柱
- 从前面、后面和侧面观察
- 观察步态

患儿坐在父母腿上

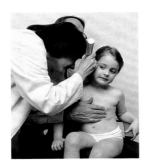

下面的检查步骤通常放在检查的最后进行。对那些能够坐在父母腿上的患儿来说，实施这些检查要容易得多。

- 视诊眼睛：瞳孔对光反射、红光反射、角膜反射、眼外肌运动和眼底检查
- 耳镜检查：注意耳廓的位置和形状
- 视诊鼻黏膜

- 视诊口腔和咽部。注意牙齿的数目、乳牙还是恒牙和其他特点

注意:对于学龄期儿童,体格检查顺序可以和成人一样。

特定年龄人群的特点和指南

再次说明,这只是一个推荐的纲要,不同人可有不同的变异。所有的百分位数都服从正态分布。可以通过父母提供的宝宝在家看的书、卡片、图片和其他材料等途径获知病史。

2 周龄

病史(需特别注意)

- 孕产期病史
- 社交:睡眠和居住环境
- 母亲的情绪和社会支持
- 排便
- 脐带:愈合情况、分泌物、肉芽
- 饮食:喂养形式和时间

发育

这个年龄的幼儿:

- 80%俯卧位时能抬头和转头
- 40%眼睛能随物运动
- 35%能发音和对声音有反应
- 45%能注视人脸,并减少活动

体格检查(需特别注意)

- 建立生长曲线(体重、身高、头围)
- 检查臀部
- 检查反射:拥抱反射、觅食反射、强握反射、踏步反射

前期辅导(需特别注意)

- 睡眠(强调仰卧位和安全的睡眠环境)
- 喂养:使用奶嘴(需要吮吸)
- 使用球形注射器(鼻阻塞)
- 安全:坠落、婴儿床、安全椅
- 皮肤护理
- 衣物
- 疾病:测量体温

- 哭闹:抱宝宝

计划和问题

- 当你已经了解该家庭时,哪些风险是已经揭示了的,还有哪些明显的问题。列出问题表并做一些恰当的安排
- 回顾新生儿代谢筛查的结果
- 根据美国儿科协会指南,推荐免疫接种。每一次接诊都应详细告知获益、风险和免疫接种的不良反应(一定不能忘记免疫抑制的可能风险)

2 月龄

病史(需特别注意)

- 父母亲表达的主诉
- 幼儿表现出来的性格、气质
- 睡眠周期
- 喂养模式、频率
- 大便模式、次数、颜色、硬度、形状
- 社交问题:母亲的情绪、父亲的参与、生活条件、吸烟和其他有关的环境暴露、任何其他高危因素

发育

这个月龄的宝宝:

- 运动

80%仰卧位能抬头到 45°

45%仰卧位能抬头最高到 90°

25%能翻身,从仰卧位翻身至俯卧位,再从俯卧位翻身到仰卧位

- 精细运动

99%以上能追随运动物体至中线

85%能转头并超过中线

- 语言

几乎所有的幼儿在听到声音时都会减少活动

35%的能无意识发音

很多可以做出回应性发音

- 社会行为和心理活动

几乎所有的幼儿在看见别人时都会减少活动

几乎所有的幼儿都会对别人的友好、逗弄做出社交反应性微笑

50%的能够无意识的微笑,甚至大笑

体格检查(需特别注意)

- 生长曲线(体重、身高、头围)
- 听力
- 视力
- 臀部

前期辅导

- 喂养(不要过早给予固体食物,避免柑橘、谷物、混合食物、鸡蛋;少喝水)
- 母亲什么时候以及是否还在上班
- 呃逆
- 大便干结
- 视觉和听觉刺激(移动电话、镜子、拨浪鼓、对宝宝唱歌和说话)
- 兄弟姐妹(如果有兄弟姐妹或者家里有其他小孩)
- 保姆或陪护(确定她们的可靠性)
- 睡眠(再次强调安全的睡眠环境和仰卧位)
- 在家吸烟有害健康

计划和问题

- 回顾免疫接种并给出合理建议
- 列出遇到的问题(例如:过敏、药物或任何所关心的问题),做出合理计划,必要时转诊

4 月龄

病史(需特别注意)

- 父母表达的主诉
- 幼儿的睡眠周期和气质
- 喂养模式、频率
- 大便模式、次数、颜色、硬度、形状
- 社交问题:母亲的情绪、父亲的参与、家庭结构和社会支持、吸烟和其他有关的环境暴露、任何其他高危因素

发育

这个月龄的宝宝:

- 运动

80%仰卧位时能在双臂的支撑下挺胸

80%能翻身,从仰卧位翻身至俯卧位,再从俯卧位翻身到仰卧位

35%能自己坐而不低头,并能自己保持

- 精细运动

60%能自己拿摇摆或悬挂的物体

几乎都能双手合握

几乎都能随看见的物体转头 180°

- 语言

几乎都能大声笑

20%能自发地发声

- 社会心理活动:

80%能无意识地笑

大多能把玩自己的手

体格检查(需特别注意)

- 更新生长曲线(体重、身高、头围)
- 重新评估听力
- 重新评估视力

前期辅导

- 开始加入固体食物(谷物等)
- 随着饮食改变,大便也开始改变
- 流涎和长牙
- 睡觉时,吮吸大拇指、橡皮奶嘴和奶瓶
- 安全(呼吸、翻身、手里有热水时抱宝宝,再次强调儿童安全椅)
- 再次强调环境刺激
- 进一步考虑保姆或陪护
- 退热剂的使用(如:对乙酰氨基酚)

计划和难题

- 回顾免疫接种并给出合理建议
- 列出遇到的问题,做出合理计划,必要时转诊

6 月龄

病史(过渡期细节)

- 父母表达的主诉
- 睡眠模式
- 饮食
- 大便模式

● 进一步探索社会行为

● 如果父母亲都没有按期参加这些健康护理探访,鼓励他们参与并解决相关问题

发育

这个月龄的小宝宝:

● 运动

90%能自己坐起,而不低头

60%能独坐

75%能在腿上负重

几乎都能翻身

● 精细运动

一半以上能双手传递玩具

60%能坐着找玩具

40%能坐着拿两块积木

● 语言

60%能转头向声音来源

30%能发出双音节词,如"妈妈""爸爸",但不很清晰

● 社会行为和心理活动:

30%可能会哭和认生

40%会在嘴巴里放东西,甚至喂自己

60%会拒绝给出自己手上拿的东西

体格检查(需特别注意)

● 更新生长曲线

● 再次检查听力和视力

● 找到一些新的结果,并核对之前的结果

前期辅导

● 床上时间(讨论在宝宝醒着的时候把他放在床上;夜间觉醒)

● 害怕陌生人

● 分离焦虑

● 安全(用哪种学步车、小房间、热水、插座、药物和其他毒物,通知当地毒物控制中心)

● 是否和什么时候需要鞋子

● 长牙和口腔卫生

● 提供一个杯子

- 检查液体入量
- 增加固体食物

计划和难题

- 回顾免疫接种并给出合理建议
- 考虑血铅水平、血红蛋白和血细胞比容
- 保存问题列表,制订合理计划,必要时转诊

9 月龄

病史(过渡期细节)

- 父母表达的主诉
- 睡眠、饮食、大便模式
- 社交

发育

这个月龄的宝宝:

- 运动

几乎都能独坐

80%能自己站立

45%能自己慢慢爬

有些能胜任爬行

- 精细运动:

70%能抓住大拇指

60%能把两块积木放在一起

几乎都会吃自己的手

- 语言

75%能模仿双音节词发音

75%能无意识地说出"妈妈""爸爸"

- 社会行为和心理活动

几乎都会尝试拿自己拿不到的玩具

85%能玩一些重复性游戏(如躲猫猫)

45%面对陌生人会害羞甚至哭

体格检查(需特别注意)

- 更新生长曲线
- 重新评估之前的结果并尝试发现新的东西

前期辅导

- 口腔卫生——例如,奶瓶里不要放糖水(避免龋齿)
- 睡眠和愿望(打盹、分离焦虑以及如何处理)
- 再次强调保姆或陪护的合格及可靠性
- 安全——比如,台阶和学步车、坠落、中毒、烧伤、呼吸(再怎么强调安全也不为过,例如不在家里吸烟)
- 断奶、母乳和(或)牛奶
- 原则教育

计划和难题

- 回顾免疫接种并给出合理建议
- 实施生长发育有关筛查
- 考虑血铅水平、血红蛋白和血细胞比容
- 保存问题列表,制订合理计划,必要时转诊

12 月龄

病史(过渡期细节)

- 评估父母的担忧
- 重新评估社交行为和系统回顾

发育

这个月龄的幼儿:

- 大运动

85%能到处爬

70%能自己独站

50%能自己走,特别是父母牵着宝宝时

- 精细运动:

90%能把 2 块积木放在一起

70%能用指尖抓握

- 语言

80%能自发地说"妈妈""爸爸"

30%能使用 3 个词的单词

几乎都能说一些不完整的话

- 社会行为和心理活动

几乎都能对父母的声音有所反应

几乎都能摇手做"拜拜"

85%能玩拍手游戏

50%能用杯子喝水

几乎一半也许更多的孩子能和检查者玩球

体格检查（需特别注意）

- 更新生长曲线
- 继续重新评估
- 如果开始走路，评估步态

前期辅导

- 减少许多食物的摄入（这是期望发生的）
- 断奶或减少奶瓶使用（尤其是在夜间）
- 增加摄入成人的食物
- 牙齿健康和刷牙
- 如厕训练（期望值和态度）
- 原则教育（例如，限制坐着）
- 安全（对儿童安全的居住环境、汽车和社区等）

计划和难题

- 回顾免疫接种并给出合理建议
- 考虑血铅水平、血红蛋白和血细胞比容以及结核菌素试验
- 保存问题列表，制订合理计划，必要时转诊

15 月龄

病史（过渡期细节）

- 评估父母的担忧
- 重新评估社交行为和系统回顾

发育

这个月龄的幼儿：

- 运动

几乎都能很好地走路

几乎都能弯腰捡东西

35%能在帮助下上台阶

- 精细运动

几乎都能用杯子喝水

几乎都能用指尖抓握

70%能拿蜡笔涂鸦

60%能把 2 块积木搭成塔
- 语言

几乎都能自发地使用"妈妈""爸爸"
75%能用 3 个词的单词
30%能 2 个单词一起用
- 社会行为和心理活动

50%以上能和检查者一起玩球
50%能自己尝试使用汤匙
45%会尝试脱衣服

体格检查(需特别注意)

- 更新生长曲线
- 继续重新评估
- 评估步态

前期辅导

- 方向性和自立性
- 牙齿健康(看牙医)
- 如厕训练
- 断奶
- 原则教育(前后一致)
- 安全(反复强调每一件事)

计划和难题

- 回顾免疫接种并给出合理建议
- 考虑血铅水平、血红蛋白和血细胞比容以及结核菌素试验
- 保存问题列表,制订合理计划,必要时转诊

18 月龄

病史(过渡期细节)

- 评估父母的担忧
- 重新评估社交行为和系统回顾

发育

这个月龄的宝宝:
- 运动

55%能在没有帮助的情况下开始爬台阶
70%能开始向后走

一半以上开始尝试跑并有一定成功率

45%会开始尝试向前踢球

- 精细运动

80%会拿蜡笔画画

80%能用 2 块积木搭 1 个塔

一半以上会用 4 块以上积木搭 1 个塔

- 语言

几乎都能说一些完整的话

85%除了"妈妈""爸爸"还能发至少 3 个单词

大多能说 2 个单词

一半以上能执行一步指令，例如：指出身体某一部位

- 社会行为和心理活动

一半以上会协助脱衣服

75%以上能成功使用汤匙，虽然会溢出来一些

体格检查（需特别注意）

- 更新生长曲线
- 继续重新评估
- 继续评估步态

前期辅导

- 睡眠（姿势、打盹、噩梦）
- 饮食（吃饭时间）
- 牙齿健康（刷牙、牙医）
- 如厕训练
- 原则教育（内容和前后一致）
- 安全（再怎么强调也不为过，如安全座椅、对儿童有保护作用的居住环境）
- 自慰（手淫、吮吸拇指、喜爱毛毯和玩具）
- 如果有必要的话建立儿童保健记录

计划和难题

- 回顾免疫接种并给出合理建议
- 完成生长发育和自闭症筛查
- 考虑血铅水平、血红蛋白和血细胞比容以及结核菌素试验
- 保存问题列表，制订合理计划，必要时转诊

2 岁龄

病史（过渡期细节）

- 评估父母的担忧
- 重新评估社交行为和系统回顾

发育

这个年龄的儿童：

- 运动

都能很好地进行

都能在没有帮助下自己爬上合适高度的台阶

90%能向前踢球

80%能抬手投掷

60%能稍微跳跃

40%能单脚站立 1~2 秒

- 精细运动

几乎都能拿铅笔画画

90%能用 4 块积木搭个塔

70%能画一条直线

- 语言

都能指出和说出物体的名称

85%能组合 2 个不同的单词

80%能理解"上"和"下"的意思

75%能说出一幅画的名字

- 社会行为和心理活动

85%能给妈妈或其他人玩具

60%能自己独自穿衣,通常也能自己脱衣

50%能和别人一起玩游戏

体格检查（需特别注意）

- 更新生长曲线
- 继续重新评估,记录新发现
- 检查牙齿并计数

前期辅导

- 独立性(立规矩、发脾气)
- 同龄人交流
- 安全(毒物、潜在的毒物、水温和汽车安全座椅使用)

- 如厕训练
- 噩梦
- 使用杯子喝水(尽量多的使用)

计划和难题

- 回顾免疫接种并给出合理建议
- 完成生长发育筛查
- 考虑血铅水平、血红蛋白和血细胞比容以及结核菌素试验
- 保存问题列表，制订合理计划，必要时转诊

3 岁龄

病史(过渡期细节)

- 评估父母的担忧
- 重新评估社交行为和系统回顾

发育

这个年龄的儿童：

- 运动

75%能单脚站立并维持至少 1 秒

75%能跳远

40%能单脚站立长达 5 秒

- 精细运动

80%除了能画直线还能照着画圆

80%能用 8 块积木搭 1 个塔

- 语言

半数以上能清楚表达

80%能恰当使用复数

几乎一半以上能正确说出自己的姓名

- 社会行为和心理活动

90%能自己穿衣

75%能玩运动游戏

50%能较容易地分辨出妈妈和其他人

多数能自己洗手并吹干

体格检查(需特别注意)

- 更新生长曲线
- 继续重新评估，记录新发现
- 评价牙齿生长是否正常

前期辅导

- 独立度(立规矩和鼓励、平衡力好)和其他方面
- 安全(汽车安全椅、家里的危险物品、陌生人)
- 个人卫生(洗手、刷牙、卫生纸的正确使用)
- 白天护理

计划和难题

- 回顾免疫接种并给出合理建议
- 实施视力普查
- 考虑血铅水平、血红蛋白和血细胞比容以及结核菌素试验
- 保存问题列表,制订合理计划,必要时转诊

4 岁龄

病史(过渡期细节)

- 评估父母的担忧
- 重新评估社交行为和系统回顾

发育

这个年龄的儿童:

- 运动

75%能单足跳跃

75%能单足站立长达 5 秒

65%能模仿踮脚走路

多数已开始抬手投掷

- 精细运动

几乎都能画圆和"+"

80%能两条线中选出更长的那条

50%开始能分 3 部分描绘一个人

- 语言

几乎都能清楚表达

95%能说出自己的名字

85%能理解冷、累和饿

80%能分辨 4 种颜色中的 3 种

- 社会行为和心理活动

几乎都能和别的小朋友一起玩游戏

70%能在无人照看下自己穿衣

体格检查(需特别注意)

- 更新生长曲线
- 继续重新评估,记录新发现
- 提醒每次就诊都必须检查听力和视力
- 要记住测量血压是完整体格检查的一部分

前期辅导

- 阅读对宝宝的重要性
- 汽车里要有幼儿用高座椅
- 害怕和幻想
- 分离(随着时间流逝开始依赖其他成人)
- 安全(火柴和打火机应放在宝宝触及不到的地方,陌生人、街道、窗户的防护)
- 个人卫生(多次刷牙的重要性)

计划和难题

- 回顾免疫接种并给出合理建议
- 实施听力和视力普查
- 考虑血铅水平、血红蛋白和血细胞比容以及结核菌素试验
- 保存问题列表,制订合理计划,必要时转诊

5 岁龄

病史(过渡期细节)

- 评估父母的担忧
- 重新评估社交行为和系统回顾

发育

这个年龄的儿童:

- 运动

几乎都能完美地单足跳跃

75%能单足站立长达 10 秒

60%能向后踮脚走

- 精细运动

85%能分三部分描绘一个人

65%能分多达六部分来描绘一个人

60%能临摹画正方形

- 语言

大多数能分辨出 4 种颜色

大多数能理解"上""下""前"和"后"的含义

一半以上能准确知道以下 8 个单词中 5 个单词的意思：球、蛋糕、桌子、房子、香蕉、窗帘、围栏和天花板

- 社会行为和心理活动

几乎都能在无人照看下自己穿衣

几乎都能在无人帮助下自己刷牙

几乎都能跳远和玩卡牌游戏

几乎都能和保姆相处好

一半以上能自己吃饭

体格检查（需特别注意）

- 更新生长曲线
- 继续重新评估，记录新发现

前期辅导

- 一起阅读
- 准备入学（和别人一起玩耍，尝试和父母分开）
- 做家务
- 原则教育（前后一致、鼓励）
- 性意识和教育
- 同龄交流
- 电视
- 安全（幼儿用加高座椅、家里的危险物品、自行车头盔和泳池安全）

一次就诊并不能涵盖方方面面，所以有必要根据你所了解到的家庭处境做出合理检查。

计划和难题

- 回顾免疫接种并给出合理建议
- 结核菌素试验
- 保存问题列表，制订合理计划，必要时转诊

学龄儿童（6~12 岁龄）

病史（过渡期细节）

- 父母的担忧

- 儿童自己的关注
- 社交评估和系统回顾
- 注意力持续时间
- 在家里和在学校的表现
- 学业完成和经历
- 遗尿、大便失禁、便秘和噩梦

发育

这个年龄段的儿童运动和精细运动困难通常会越来越明显(但并不总是这样，而且神经系统检查不应该被忽视)。可以通过和父母或宝宝的交谈、宝宝在学校的表现和玩耍经历来评估语言和社会心理技能。在不同的场合，比如，在家里、在操场、在学校、与不同龄的人相处以及和熟悉程度不同的人相处，宝宝表现出来的社会行为和成熟性通常有所不同。宝宝从学校带回家里的东西，比如老师评语、成绩单、不同的画和其他成果，都将对宝宝的生长发育评估有很大帮助。

体格检查(需特别注意)

- 更新生长曲线
- 继续重新评估，记录新发现
- 开始 Tanner 分期

前期辅导

- 父母–孩子关系
- 鼓励需求
- 责任心
- 安全(幼儿用加高座椅、安全带使用、家里的危险物品、用火安全、自行车头盔、泳池安全)
- 零花钱
- 电视
- 性教育
- 牙齿健康
- 原则教育(立规矩)

由于时间限制，有必要根据对家庭状况的判断做出相应调整。

计划和难题

- 回顾免疫接种并给出合理建议
- 结核菌素试验
- 血脂化验

- 保存问题列表,制订合理计划,必要时转诊

青少年

假定患者自出生便一直在你们这里就诊，你们很了解患者的状况。如果患者是首次就诊,你们需要详细询问病史并做完整的体格检查。

病史(过渡期细节)

- 患者的担忧
- 父母提供的主诉
- 月经史
- 吸烟、喝酒、吸毒史
- 性生活(关系、虐待、怀孕、避孕药的使用),询问这些的正确时机都应该基于医生的判断,即,医生社会经验
- 学习情况
- 自杀意图;时刻保持警惕,必要时提出这个问题
- 更新关于住处和家人的最新信息

青少年(以及一些小学生)随着年龄的增长经常或总是更喜欢独处,或者说独处。然而,这并不意味着不要父母参与。这要根据自己的判断取得适当的平衡。

发育

到了青少年阶段,身体、神经系统和认知功能逐步发育完全,不能想当然。和患者、父母、老师的交谈,学校的记录和详细的体格检查会对患者的生长发育评估有很大帮助。

体格检查(需特别注意)

- 更新生长曲线
- 继续重新评估,记录新发现
- Tanner 分期
- 评估脊柱的弯曲度,特别是青春期早期阶段的女性患者

前期辅助

- 青春期和青春期问题;体像
- 性、性传播疾病、避孕药
- 饮食
- 吸烟、喝酒、吸毒
- 冒险行为
- 锻炼

- 安全(家中危险物品、安全带使用、自行车头盔)
- 家庭和其他社会关系
- 独立和责任心
- 学业和未来

由于时间限制,你有必要根据对青少年或家庭状况的判断做出相应调整。

计划和难题

- 回顾免疫接种并给出合理建议
- 结核菌素试验、性传播疾病筛查、血红蛋白或血细胞比容以及血脂化验
- 保存问题列表,制订合理计划,必要时转诊

第 22 章

特殊人群体格检查:特殊人群和老人

体格检查指南

患者之间的知识、经历、认知能力和性格各异。这些差异可能影响你们之间的互动。残疾人或者老人在某些方面的能力降低,但不一定全部表现出来。在检查时,根据患者在体力、智力或情感状态方面(例如:急性致残性疾病、耳聋、失明、精神错乱、发育迟缓或者神经功能异常)能力缺陷,做出相应的调整是非常必要。

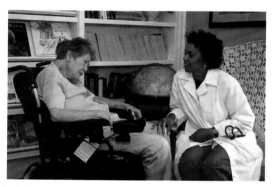

与残疾患者谈论。注意周围环境整洁,确保轮椅有足够的空间可以操作。

有些患者有感觉(比如听力)缺失,导致交流更加困难。正面朝向患者,使其能正视你的面部,讲话时放慢语速、发音清晰;大声讲话会导致元音和辅音不清晰,加重听力困难。对于耳聋患者,建议求助手语翻译的帮助。对于有视力障碍或者光线明暗适应障碍的患者,应该选择字体较大、无反光、不刺眼的纸质材料。

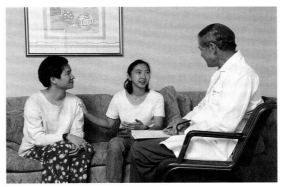

在翻译的帮助下访谈一个患者。翻译者由患者家属以外的成员担任,沟通患者与医生之间的语言障碍,协助医生获取医疗信息。

绝大多数患者能够掌握从轮椅转移到病床或者其他地方的最佳方式。询问患者是如何操作的。

与有听力、语言或视力障碍的患者共同找到你们之间最佳的交流方式。

很多残疾患者具有肠道或膀胱不适,在检查过程中应予以重视。

认知功能评价

一些老年人或智力发育迟缓的患者可能出现记忆力下降,尤其是近期记忆。充分利用剩余时间,用简单的语言询问患者简短(非诱导性的)的问题,咨询患者家属判断患者回答是否正确,必要时,可参考患者的病历记录获得相关信息。

在与患者互动的整个过程中,评价患者的警觉性、定向力、认知力以及情绪状态,判断患者的精神状态。观察患者的外表、行为以及在采集病史(见第 276 页的图)过程中对所提出问题的反应。在与患者交流整个过程中,评价患者的精神状态(详见第 3 章)。

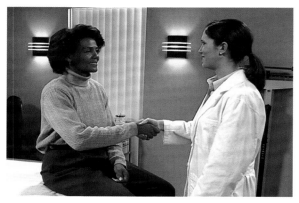

在初次见面时问候患者,观察其行为、情感状态、外表和肢体语言。观察患者的姿势以及是否能进行有效的目光接触。

对有视觉障碍的患者检查记忆力

　　当患者有视力障碍,则选择通过记忆相关词语检测记忆力。选择 4 个在发音上具有明显区别的词语,比如"绿色、水仙花、英雄和沙发"或者"鸟、地毯、财富和橘子"。让患者记住这 4 个词语,5 分钟后让患者回忆。

　　当患者具有认知能力异常比如失去判断力时,则体现出预先指令的重要性,记录患者所需额外生活支持(例如:呼吸支持和胃管支持)。这种记录应该由患者的永久医疗代理人(例如,配偶、子女、兄弟姐妹或其他关系亲近者)完成。

　　当患者需要服用多种药物,则增加了医源性疾病或因药物相互作用而引起的相关问题。开具处方药、非处方药或者中草药,一定要参考用药史、药物相互作用、疾病种类以及年龄等,进行针对性用药。

　　衰老、残疾、消耗性疾病以及乏力等都会使患者对他人的依赖性增加、担心未知事物、为失去一些人或物感到悲伤。应及时发现患者及其看护人的这些顾虑、失落感。对于老年患者必须关注如何保障其生活能力。

功能评估

功能评价即评估患者进行日常生活活动(ADL)的能力。关于是否能妥善处理自己日常生活的问题属于系统回顾部分。

日常活动

能够完成 ADL 的能力或者独立生活能力,是一项重要的评价指标。判断患者能否完成以下项目:

ALD 评分
购物、烹饪、准备食材
解决问题的技能
服药(买药,理解,遵医嘱)
个人理财和经济事务
听说读写能力
记得约会、家庭聚会、节假日以及家务劳动

个人史和社会史应包括其他方面的功能,例如:社交能力、精神功能以及经济资源,娱乐活动,睡眠类型,环境控制,利用医疗保健系统。

对于任何因疾病或残疾影响生活能力的患者都应该进行功能评价,详见下表:

功能评价	
移动性	**上肢功能**
最远步行距离:800m,2~3 个街区,1/3 街区,1 个房间	握持小件物品、打开瓶盖费力
上下楼梯费力	举手困难,例如拿架子上的物品
平衡障碍	
家务劳动	**日常活动**
重度劳动(吸尘,擦地)	洗澡
轻度劳动(除尘)	穿衣
准备食材	大小便
购物	从床铺到椅子,从椅子到站立
	饮食
	在屋里行走

任何一方面的限制都将影响患者的独立生活能力,增加对他人的依赖性。

对于老年患者,这些限制体现了身体储备的下降,提示身体虚弱和自理能力缺失。

虚弱的体征	
体重下降	无力
应激反应能力下降	活动减少

虚弱是一种与年龄增大有关的危险因素。随着多系统的功能障碍、生理储备功能的下降以及对应激易感性的增加,虚弱可与正常老化表现出相同的特点(Fedarko,2011;Rockwood 和 Mitnitski,2011)。但是需要注意的是,正常老化和虚弱并不是同义词。

第 23 章

女性健康评估

对于健康女性,要从以下项目对其进行检查和健康评估。这里没有包含所有的检查项目,根据女性年龄、健康状态以及危险因素不同,检查项目略有差别。应该同时获取该女性既往病史的信息,并对其进行系统回顾。对不同年龄和危险因素的女性,应相应的疾病预防措施,这些信息可以从相关的权威资源*获取。

病史

现病史

- 年龄
- 上一次月经周期
- 更年期——相关症状
- 生育史——怀孕次数,足月妊娠,早产,异常分娩,存活小孩(GTPAL)
- 避孕措施和避孕史
- 性生活史
- 乳腺肿块、溢液、疼痛或皮损
- 异常阴道出血或溢液
- 异常盆腔疼痛或腹胀
- 泌尿系症状

危险因素评估

- 心血管系统——抽烟、高血压、饮食结构、体重指数(BMI)、锻炼、家族史
- 肿瘤——乳腺癌、卵巢癌或结肠癌的病史或家族史;日照史

---

*提供疾病预防指南的权威资源包括家庭医生协会、美国肿瘤协会、美国妇产科医师学会、美国医师学会、美国老年协会、加拿大特遣部队周期性健康检查、国家肿瘤协会、美国预防服务工作组。

- 感染——性传播感染(STI)、结核接触史、乙肝疫苗接种史或乙肝接触史、破伤风/流感疫苗接种史
- 代谢病——补钙情况、骨质疏松病史及家族史、糖尿病病史及家族史、老年女性听力情况
- 外伤——乙醇、安全带、枪伤、家庭/伴侣暴力
- 精神健康——抑郁;植物人症状(饮食、睡眠、注意力、精力、社交活动)

卫生健康习惯

- 乳腺自我检查
- 宫颈刮片——频率;上次刮片的时间;检查结果,是否有异常发现
- 人乳突瘤病毒(HPV)检测——时间,结果
- 乳腺 X 线照片——时间,上次检查结果
- 饮食——脂肪、蛋白质及碳水化合物的比例;钙、维生素 D 含量
- 锻炼——频率,每次锻炼的时间
- 抽烟——种类、频率、量
- 乙醇/药物——种类、频率、量

体格检查

- 生命体征:血压
- 身高和体重:BMI
- 皮肤——损伤、痣
- 呼吸——频率、类型、额外呼吸音
- 心血管——心律、节律、心脏杂音、额外心音
- 周围血管——脉搏、水肿、杵状指
- 乳腺——形状、包块、乳头溢液、皮肤改变
- 淋巴——局部淋巴结病(锁骨下和锁骨上、腋窝、腹股沟)
- 腹部——肠鸣音、肿大、增大、疝
- 盆腔——损伤、溢液、前庭大腺、尿道、尿道旁腺、阴道、宫颈、附件、直肠阴道隔
- 直肠——痔疮、包块、损伤

筛查建议

- 心血管

血压——18 岁以上

血脂分析——45 岁以上

● 肿瘤

子宫颈：宫颈刮片/HPV 检测

　　● 21~29 岁的女性：每 3 年做一次宫颈刮片检查，HPV 检测不作为常规检查，仅在宫颈刮片异常情况下进行

　　● 30~65 岁的女性：每 5 年进行一次宫颈刮片加 HPV 检查，或者每 3 年进行一次宫颈刮片检查

　　● 65 岁以上的女性：对于既往定期进行宫颈刮片和 HPV 检查且结果正常者，不用再做检查。一旦停止检查，以后不用再做此类检查。对于既往检查发现高级别宫颈癌前病变（宫颈上皮内瘤变 CIN 2-3 级）者，需继续进行至少 20 年的检查，即使年龄超过 65 岁

　　● 对于既往无宫颈癌或严重癌前病变，且由于非宫颈疾病切除尿道和宫颈者，无须进行检查

　　● 对于接种过 HPV 疫苗的女性，根据其年龄进行相应的筛查

乳腺

　　● 临床乳腺体查——40 岁以下女性：每 3 年体检一次；40 岁以上女性：每年体检一次

　　● 乳腺 X 线照片：一般从 40 岁开始，若有危险因素则可提前；根据个人史、家族史及既往检查结果确定检查频率

结直肠：50 岁起。有如下选择

　● 检查腺瘤性息肉和肿瘤

　　● 每 5 年 1 次乙状结肠镜

　　● 每 10 年 1 次结肠镜

　　● 每 5 年 1 次钡灌肠造影

　　● 每 5 年 1 次电子结肠镜

　● 检测原发性肿瘤

　　● 每年 1 次高灵敏度大便隐血试验

　　● 每年 1 次高灵敏度大便免疫化学检测

　　● 高灵敏度大便 DNA 检测（检查频率不确定）

　● 感染

STI 检测——根据曝光度；沙眼衣原体筛查——对于所有 25 岁以上或低于 25 岁性生活活跃有相关危险因素（例如，有新的或不止一个性伴

侣)的女性;淋病和梅毒筛查——所有性生活活跃有危险因素的女性

结核检测——根据是否有危险因素

- 代谢

BMI:肥胖

检测空腹血糖:对于无症状且血压持续高于 135/80mmHg(无论是否服用降压药)的 II 型糖尿病患者

骨密度:65 岁以上的女性;对于骨折危险因素≥65 岁没有额外危险因素的白人女性者,应提前进行筛查

听力障碍——老年女性

- 外伤

伴侣暴力(见附录"特殊既往史")

- 精神健康

嗜酒或药物滥用(见附录"特殊既往史")

第 24 章

运动相关体能评估

运动前的体能评估(PPE)的总体目标是保证参与者能安全参与适合体能的体育活动并对参与者没有不必要的限制。无论运动员是只做最基本的保健还是赛前集中体检,关于评估的目标是一致的:

- 发现有可能干扰运动员参与某项运动能力的身体状况
- 发现可能增加运动员参与运动时受伤或死亡风险的健康问题
- 通过个人能力和身体状况来选择合适的体育活动

运动和合适的体能锻炼能加强健身和身体协调性,增加自信心,为运动参与者提供积极的社交体验,对于身体及智能有残缺的人来说也不例外。一些儿童和青少年不适合参加运动的身体状况,大部分这些状况在 PPE 之前就已经知道。PPE 应该在计划参加活动前仔细的完成,以便能在活动开始前有足够的时间完成需要的专业评估、康复或治疗。一般来说,在活动开始前 6 周进行 PPE 较为合适。

检查指南

推荐的理想 PPE 组成包括重点病史询问以及运动时高投入的器官系统,如心脏和骨骼系统。

PPE 推荐内容

一般病史

- 上次 PPE 之后的疾病或损伤
- 被拒或被限制参赛的记录,以及被限制的理由
- 中暑或肌肉痉挛的记录
- 目前的病毒感染疾病(若单核细胞增多症患者不再有症状和脾大,则有可能在 3 周后重新参赛;检查时,发热是一个绝对禁忌证,因为有可能与病毒性心肌炎有关)。

(待续)

PPE 推荐内容(续)

- 镰状细胞贫血或疾病史(需足够的水化,非常小心以避免极端情况,因为有横纹肌溶解的风险)
- 住院治疗或手术史
- 服药史(包括激素和营养补充剂或为了增强性能而服用的药物)
- 在参与活动中用到的器械或者保护措施
- 过敏史(包括食物、昆虫叮咬和运动引发的过敏),尤其是与过敏反应或者呼吸损害的过敏史
- 成双器官缺失其中一个(如果剩下的那个器官得到了保护且运动员知晓其中的风险,单器官运动员可能参与比赛)
- 免疫接种史包括乙肝病毒、水痘、脑膜炎球菌、人类乳头状瘤病毒和百日咳
- 身高、体重和体重指数
- 淋巴结触诊

心脏

- 劳累后,胸部不适和疼痛症状
- 不能解释的晕厥/近乎晕厥
- 伴随运动出现的过度疲劳和不能解释的呼吸困难/疲劳
- 早期发现心脏杂音
- 血压升高
- 家族中是否有一个或多个亲戚 50 岁前因心脏疾病过早死亡 (突然间及意料之外的死亡,或类似于此的死亡)
- 家族中是否有近亲 50 岁前因心脏疾病而残疾
- 家族成员中确诊的心脏疾病:肥厚型心肌病或扩张型心肌病,长 QT 综合征或其他离子通道病,马方综合征或临床重要的心律失常
- 心脏杂音(应在仰卧位和标准体位均听诊,或用瓦氏动作来鉴别左心室出口梗阻的动态杂音)、心率和节律来评估心律失常
- 股动脉搏动来排除主动脉狭窄
- 马方综合征的体征(如上肢跨度大于身高以及过度伸展的关节)

(待续)

PPE 推荐内容(续)

- 肱动脉血压(用合适尺寸的袖带测量座位血压,最好两个上臂都测量)

呼吸

- 运动时,咳嗽、气喘或呼吸困难
- 使用哮喘药物史
- 家族哮喘史
- 肺部听诊

神经系统

- 头部受伤史,有无脑震荡症状(神志模糊、长时间的头痛、记忆问题)
- 四肢麻木或刺痛
- 头痛
- 抽搐病史
- 撞击后,肢体不能挪动病史

视力

- 视力问题
- 眼镜或隐形眼镜
- 眼睛受伤史
- 视力敏感度

骨骼系统

- 影响运动或参与运动时的受伤
- 伴随疼痛、水肿或需要服用药物的损伤
- 以前的骨折或错位的关节
- 以前或正在使用的拐杖、矫正器或其他辅助设施
- 骨骼系统检查

社会心理

- 体重控制和身体形象
- 饮食习惯;钙摄取
- 个人生活压力,在家或在学校
- 感觉悲伤、绝望、压抑或焦虑
- 使用或滥用娱乐性药物,乙醇,烟草,饮食性兴奋或性能补充剂
- 注意引起饮食障碍的体征,如口腔溃疡、牙釉质减少、水肿

(待续)

PPE 推荐内容(续)

泌尿生殖系统和腹部

- 月经初潮年龄、末次月经日期、月经周期、上一年的周期次数和最长的月经间期(运动女孩比非运动女孩初潮年龄稍晚)
- 触诊腹部有无脏器肿大
- 触诊睾丸
- 检查腹股沟疝

皮肤系统

- 皮疹、压疮病史及其他皮肤问题
- 疖子或金黄色葡萄球菌感染病史
- 提示生殖器单纯疱疹病毒、金黄色葡萄球菌或体癣的皮肤损害

改编自 Andrews,1997,Maron et al,2007 和 2010"运动前身体状况评估史和体格检查表格",由美国家庭医生协会、美国儿科学会、美国运动医学会、美国医学会运动医学、美国骨科运动医学学会和美国骨科运动医学学会支持。

Garrick 的"两分钟" 14 步骨骼系统检查,包括观察能突出活动范围内的不对称、力量和肌肉容积的一系列体位和姿势。这些不对称有助于发现急性或陈旧性愈合不良的损伤。第 289~290 页的图片示出的步骤有助于以下情况的评估:

- 姿势和双侧肌肉轮廓
- 患者膝盖完全弯曲的"四步鸭步"步态
- 脊柱弯曲和腰椎间盘突出。膝盖伸直时,手指触摸脚趾
- 肩关节和锁骨错位
- 颈、肩、肘、前臂、双手、手指和髋关节活动范围
- 膝盖韧带的抽屉征

同样需评估:

- 步态
- 患者单脚跳的能力
- 患者用脚尖和脚跟活动能力

当 PPE 完成时,检查者可帮助患者选择运动类型。若有发现状况或损伤,则计划治疗或康复。极端情况下,商讨限制的活动类型。医生可以:①提供参与活动许可;②提供参与活动许可并提供进一步的评估和(或)治疗建议;③限制参赛直到完成进一步的检查;④提供禁止参赛的项目

名称或所有比赛。根据患者 PPE 检查结果,可能要求检查者有足够的知识和经验来评估某项运动对于其有安全性。

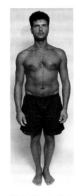

第 1 步: 从站立的运动员前面观察躯干、肩膀和四肢的对称性。

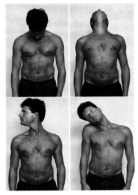

第 2 步:观察颈部的弯曲、伸展、向身体两边的侧屈和旋转来评估颈部的活动范围和颈髓。

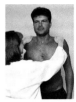

第 3 步:使运动员对抗检查者给的阻力而耸肩,来检查斜方肌力量。

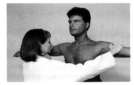

第 4 步: 使运动员对抗检查者给予的阻力来外展肩膀,以检测三角肌力量。

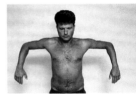
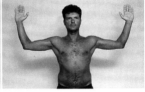

第 5 步:观察肩膀的内旋和外旋来评估盂肱关节的活动范围。

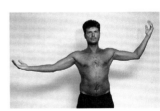
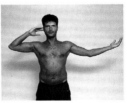

第 6 步:观察肘关节的弯曲和伸展来评估活动范围。

第7步:观察前臂的旋前和旋后来评估肘和腕关节的活动范围。

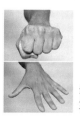

第8步:使运动员握拳,然后伸展手指来评估手掌和手指的活动范围。

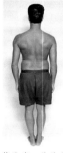

第9步:从站立的运动员后面观察躯干、肩胛和四肢的的对称性。

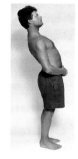

第10步:使运动员膝盖伸直站立,通过腰部向后弯曲。腰椎伸展不适可能与椎骨脱离和脊椎前移有关。

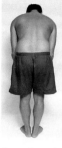

第11步:运动员膝盖伸直然后弯腰,首先背对检查者,然后面向检查者,来评估脊柱侧凸、脊柱活动范围和腘筋柔韧性。

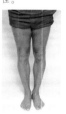

第12步:运动员双腿四头肌放松站直,观察腿部肌肉组织的对称性。

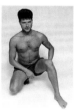

第13步:运动员走"四步鸭步"来评估髋关节、膝关节和踝关节的活动范围、力量和平衡能力。

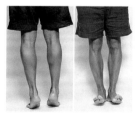

第14步:运动员通过脚尖站立,然后脚后跟站立来评估小腿的力量、对称性和平衡能力。

14 步骨骼检查法。运动员需穿着能让检查者容易观察到其关节和肌肉群的衣服,通常男运动员穿着运动短裤,女运动员穿着运动短裤和 T 恤。记住最主要的一点是观察全身骨骼系统的对称性。

第 25 章

报告与记录

主诉——病史

主诉是由患者提供的阳性和阴性信息。记录患者的病史,特别是在初次就诊时,以建立一个全面的数据库。按照特定的类别适当地整理信息,通常按特定的顺序排列,例如时间顺序,最新的信息放在前面。应包括有助于评估病情的阳性和阴性数据。以下面的组织顺序作为指导。

确认信息

记录医疗机构建议的数据:

- 患者姓名
- 身份证号码/社会安全号码
- 年龄,性别
- 婚姻状况
- 地址(家庭和企业)
- 电话号码
- 职业,雇主
- 保险计划,号码
- 就诊日期
- 对于儿童和不能独立的成人,应基本在每页记录上留下父母或一级亲属的姓名

信息来源及可靠性

- 记录病史提供者
- 标明旧记录的时间及其与患者的关系
- 判断信息可靠性

主诉/目前的问题/就诊的原因

记录患者就诊的原因,引用患者自己的原话,有助于阐明患者诉求

时予以解释,应包含问题的持续时间。

现病史

- 按照时间先后相反的顺序排列和描述当前的主要症状及其表现,注明事件和症状出现的时间
- 列出任何未出现的预期症状
- 确认同一家庭中有相同症状的成员
- 注意从系统回顾、家族史和个人史/社会史与发现中得到的患者信息
- 如果发现多个问题,请在一个单独的段落中进行说明,包括以下症状发生的详细信息
  - 发病:问题开始时,事件的时间顺序,背景及环境,发病的方式(突发或渐起)
  - 定位:确切位置,局部或全身,放射模式
  - 持续时间:问题持续时间,间歇或持续,每个时段的持续时间
  - 特征:症状的性质
  - 加重/相关因素:食物,活动,休息,某些动作;恶心,呕吐,腹泻,发烧,寒战等
  - 缓解因素:特定的治疗和(或)自我疗法,替代或补充疗法,对病情的影响;食物,休息,热,冰,活动,位置等
  - 时间因素:频率;与其他症状、问题、功能的关系;症状随时间改善或恶化
  - 症状严重程度:量化 0(最小)至 10(严重)量表;对患者生活方式的影响

诊疗史

- 列出并描述以下每个事件的发生日期和有用的具体信息
  - 患者平时的健康状况,残疾和功能限制情况
  - 住院治疗史和(或)手术史:日期、医院、诊断、并发症
  - 童年重要的疾病
  - 成年疾病和严重外伤
  - 免疫:麻疹、腮腺炎、风疹、水痘、肺炎、流行性感冒、炭疽、天花、霍乱、斑疹伤寒、伤寒、脑膜炎球菌、肺炎球菌、肺炎球菌、PPD 或其他皮肤试验,免疫的异常反应

- 药物：既往、现在、最近的用药（处方、非处方、补充疗法、家庭疗法）；剂量
- 过敏：药物、食物、环境
- 输血：原因、日期、输血单位数量、反应
- 情绪状态：情绪障碍史，精神病学关注或药物治疗
- 最近的实验室检查（例如葡萄糖、胆固醇、巴氏涂片、乳腺 X 线片、前列腺特异性抗原）

家族史

- 提供关于家庭成员年龄和健康状况的叙述性或家族谱性信息，至少包括三代人
- 家庭成员：包括父母、祖父母、阿姨和叔伯、兄弟姐妹、配偶、孩子。对于已故家庭成员，如果知道的话请注意死亡时的年龄
- 主要的健康或遗传疾病：包括高血压、癌症、心脏、呼吸、肾脏或甲状腺疾病、卒中、哮喘或其他过敏表现；恶血质、精神异常、结核、糖尿病、肝炎；或其他家族性疾病。注意自然流产和死胎

个人史/社会史

- 根据患者的主诉和健康问题对患者和家庭生活的影响，纳入信息
- 文化背景和实践、出生地、家庭中的地位、婚姻状况
- 宗教偏好，禁止医疗的宗教或文化
- 家庭状况：经济状况、家庭成员、宠物、烟雾探测器的存在、枪支的存在和安全
- 职业：工作条件和工作时间，身体或精神紧张，使用的保护装置；家中或工作中暴露的化学物质、毒素、毒药、废气、烟雾、石棉或放射性物质。
- 环境：家庭、学校、工作；躯体障碍，如果使用社区服务；旅行；接触传染性疾病。
- 目前的卫生习惯和（或）风险因素：运动、抽烟、盐摄入量、控制体重、口腔卫生饮食、维生素和其他补充剂；含咖啡因的饮料；酒精或娱乐性药物使用；对酒精使用相关的 CAGE、TACE 或 RAFFT 问题（见附录）参加药物或酒精治疗计划或支持小组
- 性活动：保护方式、避孕
- 一般生活满意度，兴趣爱好，兴趣，压力来源，青少年对 HEEADSSS 问题的回应（见附录）

系统回顾

- 按照从头到脚的顺序进行组织,包括每个症状的印象
- 记录没有症状或问题的预期或阴性的结果
- 当患者发现意外或肯定的结果时, 请进一步询问细节并记录,像对现在的病情一样
- 包括以下类别的信息(顺序可能有所不同)
  - 一般的体质症状
  - 饮食
  - 皮肤、头发、指甲
  - 头部和颈部
  - 眼睛、耳朵、鼻子、嘴巴、喉
  - 内分泌
  - 乳房
  - 心脏和血管
  - 胸部和肺部
  - 血液学
  - 淋巴,免疫
  - 胃肠道
  - 泌尿生殖系统
  - 肌肉骨骼
  - 神经
  - 精神病

客观资料——体格检查结果

客观说明是直接观察得到的结果——你所看到、听到和触摸到的结果。

一般情况

- 年龄,种族,性别,一般外观
- 营养状况,体重,身高,体型,体重指数
- 生命体征:温度、脉率、呼吸频率、血压(双上肢,两种体位)

精神状态

- 外表和行为
- 认知:记忆,推理,注意力跨度,对问题的回答

- 语言和语音：语音质量，衔接，内容，连贯性，理解力
- 情绪稳定：焦虑，抑郁，思维内容紊乱

皮肤

- 颜色，完整性，温度，含水量，文身，疤痕
- 水肿，过度排汗，异常气味
- 病变的存在和描述(大小，形状，位置，炎症，压痛，硬结，排泄)，寄生虫
- 毛发的质地和分布
- 指甲形态，颜色，质地，状况，杵状指，指甲坚韧度

头部

- 头部的大小和轮廓，头皮的外观和运动
- 面部特征(特征，对称性)
- 水肿或浮肿、触痛
- 颞动脉：特征

眼球

- 视力，视野
- 眼眶，结膜，巩膜，眼睑，眉毛的外观
- 瞳孔形状，对光反射和调节反射，眼外活动，角膜光反射，覆盖揭开测试
- 角膜，晶状体，视网膜，视盘，黄斑，视网膜血管大小，口径和动静脉口的检眼镜检查结果

耳

- 形态，位置和对齐的耳廓
- 耳道镜检(耳垢，病变，出血，异物)和鼓膜(完整性，颜色，地标，流动性，穿孔)
- 听力：空气和骨传导试验，低声说话，谈话

鼻

- 外部鼻子，鼻腔通畅，扇动
- 鼻黏膜和鼻中隔，颜色，排列，分泌物，结痂，息肉
- 鼻甲的外观
- 存在鼻窦压痛或肿胀

- 辨别气味

口咽

- 牙齿的数量,咬合情况;牙科器具的存在
- 嘴唇、舌头、口腔和口腔黏膜,以及口腔的颜色、水分、表面特征、溃疡、硬结、对称性
- 口臭、扁桃体、腭(颜色、对称性、分泌物)
- 舌头、软腭和悬雍垂的对称和运动;咽反射
- 味觉辨别

颈

- 移动性、柔韧性和力量
- 气管的位置
- 甲状腺大小,形状,压痛,结节
- 肿块、蹼、皮褶的存在

胸

- 胸部的大小和形状,正位与横位的直径,呼吸运动的对称性
- 存在收缩,辅助肌肉的使用,膈肌升降

肺

- 呼吸频率,深度、规律性、安静或缓和的呼吸
- 触诊结果:对称性和触觉震颤的性质,胸廓扩张度
- 叩诊结果:叩诊音质和对称性,膈肌移动
- 听诊结果:呼吸音的特征(音高、持续时间、强度、囊泡、支气管、支气管关节),异常呼吸音
- 咳嗽的特征
- 摩擦音、羊鸣音、胸语音

乳房

- 大小、轮廓、静脉情况
- 对称性、质地、肿块、瘢痕、压痛、增厚、结节、出血、缩回或凹陷
- 乳头和乳晕的特征

心

- 心尖冲动的解剖位置
- 心率、节奏、幅度、轮廓

- 触诊结果:脉搏,兴奋,升降或降升
- 听诊结果:S1 和 S2 的特征(位置、强度、音高、时间、分裂、收缩、舒张)
- 杂音,喀嗒声,S3 或 S4(时间、地点、辐射强度、音调、质量)

血管

- 血压:四肢与位置变化血压的对比
- 颈静脉搏动和扩张,压力测量
- 颈动脉、颞动脉、肾动脉和股动脉、腹主动脉的存在
- 四肢末端脉搏
- 温度、肤色、头发分布、皮肤质地、下肢甲床
- 存在水肿、肿胀、静脉扩张、乳房凹陷或下肢压痛

腹部

- 形状,轮廓,可见的主动脉搏动,静脉分布,疝气
- 听诊结果:所有象限的肠鸣音,特征
- 触诊结果:主动脉,器官,粪便,肿块,部位,大小,轮廓,一致性,压痛,肌肉抵抗力
- 叩诊结果:不同叩诊音的区域,腰椎角压痛
- 肝界

女性生殖系统

- 外生殖器和会阴,阴毛分布,炎症,脱屑,压痛,瘢痕,出血
- 内部检查结果:阴道黏膜,子宫颈,排出物,气味,病变的出现
- 双手检查结果:宫颈大小,位置,压痛,阴道壁,子宫,附件,卵巢
- 直肠阴道检查结果
- 压力性尿失禁

男性生殖系统

- 外生殖器的外观,包皮环切状况,尿道口的位置和大小,出血,病变,阴毛分布
- 触诊结果:阴茎,睾丸,附睾,脉管发育异常,轮廓,一致性,压痛
- 疝气或阴囊肿胀

肛门和直肠

- 括约肌控制,痔疮,裂隙,皮肤赘生物,息肉

- 直肠壁轮廓,压痛,括约肌颜色
- 前列腺大小,轮廓,一致性,活动性
- 大便的颜色和一致性

淋巴

- 头部、颈部、滑车、腋窝或腹股沟部位有淋巴结肿大
- 结节的大小、形状、一致性、温度、柔软、活动度、离散度

肌肉骨骼

- 姿势:肢体和脊柱对齐,身体部位对称
- 肌肉质量、音调和肌肉力量的对称性;肌力分级,张力,痉挛
- 活动范围,被动和主动;随运动出现疼痛
- 关节的外观:畸形、积液、温度、压痛或瘙痒

神经

- 颅神经:检查每一对神经的特别结果或列举试验,结果记录在头颈部部分
- 小脑和运动功能:步态、平衡、快速轮替运动
- 感觉功能,对称性(触觉、痛觉、振动觉、温觉)
- 深浅肌腱反射:对称度、分级

评估

评估部分由解释和结论、理论依据、诊断可能性以及现在和预期的问题组成。

针对问题列表中每一个新的和已有的问题,根据主观和客观的资料,制作一个鉴别诊断表。描述疾病的进展或并发症。

诊疗计划

该计划描述需要调用的诊断资源,治疗方式和其他资源以及这些决策的原理——打算怎么做。

- 诊断测试的命令或执行
- 治疗计划
- 患者教育
- 启动转诊
- 未来的回访以更新计划

附　录

快速明确特殊病史

CAGE 调查问卷:酗酒筛查

CAGE 问卷由 John Ewing 博士于 1984 年开发,其中包括 4 个面试问题,旨在帮助诊断酗酒。 首字母缩略词"CAGE"可以帮助学员快速回忆 4 个问题的主要概念(戒断,批评的烦恼,有罪感,睁开眼睛第一眼)

探究性问题可能会作为 CAGE 调查问卷的后续问题。

有许多在线资源都能提供完整的调查问卷(例如,http://addictionsandrecovery. org/addiction-self-test.htm)。关于 CAGE 所代表的每个单词的具体解释可见于:EwingJA:Screening forAlcoholismusingCAGE:cutdown,annoyed,guilty, eyeopener,JAMA 280(2):1904–1905,1984

TACE 调查问卷:饮酒风险预测表

简写	问题
T:酒量	你需要多少酒能达到兴奋状态(2 杯酒以上代表酒精耐受,这是一个危险信号)? 你第一次开始喝酒时能喝多少? 是什么酒? 啤酒、红酒、白酒中你更喜欢哪一种
A:生气	别人是否因为你饮酒而对你感到生气
C:戒酒	你是否曾经觉得应该戒酒
E:睁眼就想喝	早上起来时你是否需要喝第一眼看到的东西来放松神经或摆脱宿醉
若单独 T 或 A 和 C 中有 1 个问题的答案为"是",则代表酗酒的可能性较大; 若 4 个问题的答案都为"是",则代表非常确定是酗酒	

From Sokol et al,1989.

CRAFFT 调查问卷:检测青少年是否存在抑郁倾向

CRAFFT 调查问卷于 2002 年开发,用于评估青少年使用酒精和毒品的危险。这次推荐的 CRAFFT 代表了 5 个问题的首字母:汽车(car)、放松(relax)、独处(alone)、忘记(forget)、朋友(friends)和麻烦(trouble)

CRAFFT 的精确解释可见于:Knight JR et al., Validity of the CRAFFT Substance Abuse Screening Test Among Adolescent Clinic Patients. *Arch Pediatr Adolesc Med* 156:607-614, 2002 (available online at http://archpedi.jamanetwork.com/article.aspx?articleid=203511)

同伴暴力:3 个问题作为初步筛查工具

1.在过去一年内你是否受到过同伴的打、踢、揍或伤害

2.在目前的关系中,你是否有安全感

3.在前一段关系中的伴侣是否让你现在有不安全感

以上任一问题的答案是肯定的代表伴侣暴力筛查阳性

第 1 个问题,着重于身体暴力,已经在研究中得到证实,并作为 1 年流行率的精确衡量标准

其后 2 个问题是评估安全感并且预估远期暴力的近期风险,以及心理咨询的需要程度,但是其可靠性和有效性评估尚未被证实

From Feldhaus et al, 1997.

同伴暴力的简单筛查:HITS

言语暴力的严重性和身体暴力同等。HITS 代表 Hurt, Insult, Threaten, 或 Scream。问题如下:在过去一年里,你的同伴多久对你

H urt:进行身体上的伤害

I nsult:进行言语上的侮辱或轻视

T hreaten:进行人身威胁

S cream:大喊大叫或咒骂

From Sherin et al, 1998.

BATHE 调查问卷:站在患者角度理解患者

简写	问题
B:background	你生活中经历了什么
	此时此刻正在发生什么
	目前有什么事情发生改变了吗
A:Affect	你如何看待
	你心情怎么样
T:Trouble	最使你感到为难的是什么场景
	最让你烦恼或担心的是什么
H:Handling	你是如何处理的
	你处理的怎么样
E:Empathy	那对你来说太不容易了
	我十分能理解你的心情

From Stuart and Lieberman,1993;Lieberman,1997.

ETHNIC 调查问卷:与文化水平匹配的临床实践

简写	问题
E:解释	你为什么觉得你有这些症状? 朋友、家人和其他人说什么? 你认识有这个问题的其他人吗? 你有没有在电视上看过,在收音机上听过,还是在报纸上看过
T:治疗	你是否采取任何治疗、药物或家庭疗法来治疗疾病或保持健康? 你从我这里寻求什么样的帮助 你有没有向朋友、民间的治愈机构或其他非医生寻求建议
H:治愈	谈判相互可以接受的选择;考虑患者的信念。询问患者希望通过干预可以达到的目的
N:谈判	保证对你的患者的介入。可能包括纳入替代疗法、精神疗法或其他文化习俗(例如,要食用或避免的食物)
I:介入	
C:合作	与患者、家属、健康团队成员、医生和社区资源进行合作

From Levin et al,1997.

HEEADSSS 调查问卷：青少年社会心理访谈

简写	问题
H：家庭	你和谁一起生活？ 你住在哪里？ 你有自己的房间吗
	和家里的关系怎么样
	和家里的谁关系最亲近
	在家里你会和谁交谈
	家里是否有新成员？最近有谁离开吗
	你最近搬家了吗
	你是否曾经有必要离家出走(为什么)
E：教育和就职	你在学校最喜欢的科目是什么
	你最不喜欢的科目是什么
	你的成绩怎么样？最近有什么变动吗
	过去是否有什么戏剧性的变动
	在过去几年,你是否有换学校
	你未来的学习计划/目标或就职计划/目标是什么
	你正在工作吗？在哪里工作？工资多少
E：饮食	你喜欢和不喜欢你身体哪一部分
	你的体重最近有什么变化吗
	过去的一年你有节食吗？怎样？频率
	为了控制体重你有做一些其他的事情吗
	一天内你会做多少锻炼？一周内呢
	你认为什么是健康的饮食
	以前同你目前的饮食习惯比起来怎么样呢
A：活动	你和你的朋友为了好玩而做什么(和谁,何时何地)
	你和你的家人为了好玩而做什么(和谁,何时何地)
	你参加任何运动或其他活动
	你是否经常参加团体、俱乐部或其他活动
D：药物	你和你的朋友使用烟草吗？酒精？其他药物
	你家有人使用烟草吗？酒精？其他药物
	你用烟草吗？酒精？其他药物
	你家里有没有酒精或毒品问题的？家里有使用烟草的人吗

(待续)

HEEADSSS 调查问卷:青少年社会心理访谈(续表)

简写	问题
S:性	你曾经有过一段恋爱关系吗
	告诉我,你约会的人,或者告诉我,你的性生活
	你有过某一关系是性关系吗
	你的性活动愉快吗
	"安全的性行为"是什么意思
S:自杀和抑郁	你比平时感到悲伤或失望吗? 你觉得自己比平常更喜欢哭吗? 你一直"无聊"吗
	你难以入睡吗
	你有没有想过要伤害自己或其他人
S:安全	你有没有受过重伤(情况怎么样)? 你认识的其他人怎么样
	你总是在车上系安全带吗
	你曾经遇到过醉酒或喝高的司机吗? 什么时候? 多久
	您是否使用安全设备进行运动和(或)其他体力活动(如骑自行车或滑板的头盔)
	你有没有暴力事件? 在你的邻居? 在你的朋友之间
	你曾经受过身体上或性方面的虐待吗? 你有没有在某个日期或任何其他时间遭到强奸 (如果以前没有问过)

From Goldenring and Rosen, 2004.

Adams JA: Evolution of a classification scale: medical evaluation of suspected child sexual abuse, *Child Maltreat* 6:31–36, 2001.

Agency for Healthcare Research and Quality: *Management of acute otitis media: summary, evidence report/technology assessment No. 15*, Rockville, Md, June 2000, Agency for Healthcare Research and Quality. www.ahrq.gov/clinic/epcsums/otitisum.htm (accessed 11/2005).

Ahuja V, et al: Head and neck manifestations of gastro-esophageal reflux disease, *Am Fam Physician* 50(3): 873–880, 885–886, 1999.

American Academy of Audiology: Newborn hearing screening. www.audiology.org/professional/tech/eihbrochure.php, 2002. (accessed 11/2005).

American Academy of Pediatrics: Committee on Bioethics: informed consent, parental permission, and assent in pediatric practice, *Pediatrics* 95(2):314–317, 1995.

American Academy of Pediatrics: Guidelines for the evaluation of sexual abuse of children: subject review (RE 9819), *Pediatrics* 103(1):186–191, 1999.

American Academy of Pediatrics and American Academy of Family Physicians: Clinical practice guideline: diagnosis and management of acute otitis media. www.aap.org/policy/otitis.htm, 2004. (accessed 11/2005).

American Academy of Pediatrics Committee on Quality Improvement, Subcommittee on Developmental Dysphasia of the Hip: Clinical practice guideline: early detection of developmental dysphasia of the hip, *Pediatrics* 105(4):896–905, 2000.

American Academy of Pediatrics Committee on Sports Medicine and Fitness: Medical conditions affecting sports participation, *Pediatrics* 107(5):1205–1209, 2001.

American Cancer Society: Cancer reference information: prevention and early detection. www.cancer.org (accessed 11/2013).

Anandarajah G, Hight E: Spirituality and medical practice: using the HOPE questions as a practical tool for spiritual assessment, *Am Fam Physician* 63(1):81–89, 2001.

Apantaku LM: Breast cancer diagnosis and screening, *Am Fam Physician* 62(3): 596–602, 2000.

Arvidson CR: The adolescent gynecologic exam,, *Pediatr Nurs* 25(1):71–74, 1999.

Athey J, Moody-Williams J: *Serving disaster survivors: achieving cultural competence in crisis counseling*, Washington, DC, 2000, Emergency Services and Disaster Relief Branch, Center for Mental Health Services, Substance Abuse and Mental Health Services Administration.

Attia MW, et al: Performance of a predictive model for streptococcal pharyngitis in children, *Arch Pediatr Adolesc Med* 155:687–691, 2001.

Bacal DA, Wilson MC: Strabismus: getting it straight, *Contemp Pediatr* 17:49, 2000.

Baran R, et al: *Color atlas of the hair, scalp and nails,* St Louis, 1991, Mosby.

Barkauskas VH, et al: *Health and physical assessment,* ed 3, St Louis, 2002, Mosby.

Bastiaens L, et al: The RAFFT as a screening tool for adolescent substance use disorders,, *Am J Addict* 9(1):10–16, 2000.

Bluestone CD, Klein JO: *Otitis media in infants and children,* ed 3, Philadelphia, 2001, Saunders.

Boustani M, et al: Screening for dementia in primary care: a summary of the evidence for the U.S. Preventive Services Task Force, *Ann Intern Med* 138:927–937, 2003.

Brooke P, Bullock R: Validation of a 6-item cognitive impairment test with a view to primary care, *Int J Geriatr Psychiatry* 14(1):936–940, 1999.

Brown JE, Carlson M: Nutrition and multi-fetal pregnancy, *J Am Diet Assoc* 100(3):343–348, 2000.

Burrow GN: Thyroid diseases. In Burrow GN, Duffy TP, editors: *Medical complications during pregnancy,* ed 6, Philadelphia, 2004, Saunders.

Castiglia PT: Depression in children, *J Pediatr Health Care* 14(2):73–75, 2000.

Caulin-Glaser T, Setaro J: Pregnancy and cardiovascular disease. In Burrow GN, Duffy TP, editors: *Medical complications during pregnancy,* ed 6, Philadelphia, 1999, Saunders.

Centers for Disease Control and Prevention: 2007 Guideline for Isolation Precautions: Preventing Transmission of Infectious Agents in Healthcare Settings. http://www.cdc.gov/ncidod/dhqp/pdf/isolation2007.pdf (accessed 11/2013).

Centers for Disease Control and Prevention: Healthcare Infection Control Practices Advisory Committee (HICPAC). http://www.cdc.gov/hicpac/2007IP/2007ip_part3.html (accessed 11/2013).

Centers for Disease Control and Prevention: Viral hepatitis. www.cdc.gov/ncidod/diseases/hepatitis/index.htm (accessed 11/2005).

Chelebowski RT, et al: Influence of estrogen plus progestin on breast cancer and mammography in healthy postmenopausal women: the Woman's Health Initiative randomized trial, *JAMA* 289:3243–3253, 2003.

Chopard G, Pitard A, Ferreira S, Vanholsbeeck G, Rumbach L, Galmiche J: Combining the Memory Impairment Screen and the Isaacs Set Test: a practical tool for screening dementias, *J Am Geriatr Soc* 55(9):1426–1430, 2007.

Chumlea W, et al: Age at menarche and racial comparisons in U.S. girls, *Pediatrics* 111:110–113, 2003; www.pediatrics.org/cgi/content/full/111/1/110 (accessed 11/2005).

D'Arcy CA, McGee S: Does this patient have carpal tunnel syndrome? *JAMA* 283(23):3110–3117, 2000.

Dains J, et al: *Advanced health assessment & clinical diagnosis in primary care,* ed 4, Philadelphia, 2011, Mosby.

Deering CG: To speak or not to speak: self-closure with patients, *Am J Nurs* 99:34–38, 1999.

Delves PJ, Roitt IM: The immune system, *N Engl J Med* 343:108–116, 2000.

Doerflinger DMC: The Mini-Cog,, *Am J Nurs* 107(12):62–71, 2007.

Dowd R, Cavalieri RJ: Help your patient live with osteoporosis, *Am J Nurs* 99(4):55–60, 1999.

Edge V, Miller M: *Women's health care,* St Louis, 1994, Mosby.

Ewing JA: Screening for alcoholism using CAGE: cut down, annoyed, guilty, eye opener, *JAMA* 280(2):1904–1905, 1998.

Executive Summary of the Third Report of the National Cholesterol Education Program Expert Panel on Detection, Evaluation, and Treatment of High Blood Cholesterol in Adults (Adult Treatment Panel III), *JAMA* 285(19):2486–2497, 2001.

Farrar WE, et al: *Infectious diseases*, ed 2, London, 1992, Gower.

Fedarko NS: The biology of aging and frailty, *Clin Geriatr Med* 27(1):27–37, 2011.

Feldhaus K, et al: Accuracy of 3 brief screening questions for detecting partner violence in the emergency department, *JAMA* 277(17):1357–1361, 1997.

Ferrie B: Complementary modalities in the new millennium, *Adv Nurs May* 3:28–29, 1999.

Ferro RT, et al: A nonoperative approach to shoulder impingement syndrome, *Adv Stud Med* 3(9):518–528, 2003.

Folstein M, et al: The meaning of cognitive impairment in the elderly, *J Am Geriatr Soc* 33(4):228, 1985.

Folstein MF, et al: "Mini-Mental State": a practical method for grading the cognitive state of patients for the clinician, *J Psychiatr Res* 12:189, 1975.

Franklin SS, et al: Is pulse pressure useful in prediction risk for coronary heart disease? *Circulation* 100:354, 1999.

Frisancho AR: New norms of upper limb fat and muscle areas for assessment of nutritional status, *Am J Clin Nutr* 34:2540, 1981.

Frisancho AR: New standards of weight and body composition by frame size and height for assessment of nutritional status of adults and the elderly, *Am J Clin Nutr* 40:808, 1984.

Frisch RE: Growth Diagrams 1965 Netherlands: Second National Survey on 0-24-Year-Olds, by J. C. Van Wieringen et al, *Pediatrics* 49:484–485, 1972.

Gardosi J, Francis A: Controlled trial of fundal height measurement plotted on customized antenatal growth charts, *Br J Obstet Gynecol* 104(4):309–317, 1999.

Goldenring JM, Rosen DS: Getting into adolescent heads: an essential update, *Contemp Pediatr* 21(1):64–90, 2004.

Goldman MP, Fitzpatrick RE: *Cutaneous laser surgery: the art and science of selective photothermolysis*, ed 2, St Louis, 1999, Mosby.

Grundy S, et al: Implications of recent clinical trials for the National Cholesterol Education Program Adult Treatment Panel III Guidelines, *Circulation* 110:227–239, 2004; http://circ.ahajournals.org/ (accessed 12/2005).

Habif TP: *Clinical dermatology*, ed 5, St Louis, 2010, Mosby.

Haller CA, Benowitz NL: Adverse cardiovascular and central nervous system events associated with dietary supplements containing ephedra alkaloids, *N Engl J Med* 343:1833–1842, 2000.

Hardie GE, et al: Ethnic descriptors used by African-American and white asthma patients during induced bronchoconstriction, *Chest* 117:935–943, 2000.

Harvey AM, et al: *The principles and practice of medicine*, ed 22, Norwalk, CT, 1988, Appleton & Lange.

Hennigan L, et al: Methods for managing pelvic examination anxiety: individual differences and relaxation techniques, *J Pediatr Health Care* 14(1):9–12, 2000.

Hoberman A, Paradise JL: Acute otitis media: diagnosis and management in the year 2000, *Pediatr Ann* 29(10):609–620, 2000.

Hockenberry MJ, Wilson D: *Wong's essentials of pediatric nursing*, ed 9, St Louis, 2013, Mosby.

Hockenberry MJ, Wilson D: *Wong's nursing care of infants and children*, ed 9, St Louis, 2011, Mosby.

Hockenberry M, Wilson D: *Wong's nursing care of infants and children*, ed 8, St Louis, 2007, Mosby.

Hornor G: Sexual behavior in children: normal or not? *J Pediatr Health Care* 18(2):57–64, 2004 Mar-Apr.

Jacobson A: Research for practice: saving limbs with Semmes-Weinstein monofilament, *Am J Nurs* 99(2):76, 1999.

Jacobson RD: Approach to the child with weakness and clumsiness, *Pediatr Clin North Am* 45(1):145–168, 1998.

James WD, Berger TG, Elson DM: *Andrew's diseases of the skin: clinical dermatology*, ed 10, London, WB Saunders, 2000.

Jerant AF, et al: Early detection and treatment of skin cancer, *Am Fam Physician* 62(2):357–368, 375-376, 381–382, 2000.

Johnson TS, et al: Reliability of three length measurement techniques in term infants, *Pediatr Nurs* 25(1):13–17, 1999.

Judge R, et al: *Clinical diagnosis*, ed 5, Boston, 1988, Little, Brown.

Kass-Wolff J, Wilson E: Pediatric gynecology: assessment strategies and common problems, *Semin Reprod Med* 21(4):329–338, 2003.

Kellogg N: American Academy of Pediatrics Committee on Child Abuse and Neglect, American Academy of Pediatrics: The evaluation of sexual abuse in children, *Pediatrics* 116(2):506–512, 2005.

Kerker BD, et al: Identification of violence in the home, *Arch Pediatr Adolesc Med* 154:457–462, 2000.

Kernan WN, et al: Phenylpropanolamine and risk of hemorrhagic stroke, *N Engl J Med* 343:1826–1832, 2000.

Khandker RK, et al: A decision model and cost-effectiveness analysis of colorectal cancer screening and surveillance guidelines for average-risk adults, *Int J Technol Assess Health Care* 16(3):799–810, 2000.

Knight JR, et al: A new brief screen for adolescent substance abuse, *Arch Pediatr Adolesc Med* 153:591–596, 1999.

Knight JR, et al: Reliabilities of short substance-abuse screening tests among adolescent medical patients, *Pediatrics* 105:948–953, 2000.

Koop CE: *The Surgeon General's letter on child sexual abuse*, Rockville, Md, 1988, U.S. Department of Health and Human Services.

Koopman WJ, Moreland LW: *Arthritis and allied conditions: a textbook of rheumatology*, ed 15, Philadelphia, 2004, Lippincott Williams & Wilkins.

Kuczmarski MF, et al: Descriptive anthropometric reference data for older Americans, *J Am Diet Assoc* 100:59–66, 2000.

Lanham DM, et al: Accuracy of tympanic temperature readings in children under 6 years of age, *Pediatr Nurs* 25(1):39–42, 1999.

Lapinsky S: Cardiopulmonary changes in pregnancy: what you need to know, *Women's Health in Primary Care* 2:353, 1999.

Lehne R: *Pharmacology for nursing care*, ed 8, St Louis, 2013, Saunders.

Lemmi FO, Lemmi CAE: *Physical assessment findings CD-ROM*, Philadelphia, 2000, Saunders.

Levin SJ, et al: ETHNIC: A framework for culturally competent clinical practice,, *Patient Care* 9(special issue):188, 2000.

Lieberman JA: III: BATHE: an approach to the interview process in the primary care setting, *J Clin Psychiatry* 58(Suppl 3):3–6, 1997.

Lipman TH, et al: Assessment of growth by primary health care providers, *J Pediatr Health Care* 14(4):166–171, 2000.

Lowdermilk DL, Perry SE: *Maternity and women's health care*, ed 8, St Louis, 2004, Mosby.

Lowdermilk DL, Perry SE: *Maternity and women's health care*, ed 10, St Louis, 2012, Mosby.

Maron BJ, et al: Recommendations and considerations related to preparticipation screening for cardiovascular abnormalities in competitive athletes: 2007 update: a scientific statement from the American Heart Association Council on Nutrition, Physical Activity, and Metabolism: endorsed by the American College of Cardiology Foundation, *Circulation* 115(12):1643–1655, 2007.

Maslow K, Mezey M: Recognition of dementia in hospitalized older adults, *Am J Nurs* 108(1):40–49, 2008.

Mattson JE: The language of pain, *Reflections on Nursing Leadership* Fourth quarter:11–14, 2000.

Maynard CK: Differentiate depression from dementia, *Nurse Pract* 28(3):18–27, 2003.

Maugans TA: The SPIRITual history, *Arch Fam Med* 5(1):11–16, 1996.

McCaffery M, Pasero C: Teaching patients to use a numerical pain-rating scale, *Am J Nurs* 99:22, 1999.

McCarty DJ: *Arthritis and allied conditions: a textbook of rheumatology*, ed 12, Philadelphia, 1993, Lea & Febiger.

McClain N, et al: Evaluation of sexual abuse in the pediatric patient, *J Pediatr Health Care* 14(3):93–102, 2000.

McNeese M: Evaluation of sexual abuse in the pediatric patient, *J Pediatr Health Care* 14(3):93–102, 2000.

Miyasaki-Ching CM: *Chasteen's essentials of clinical dental assisting*, ed 5, St Louis, 1997, Mosby.

Moody CW: Male child sexual abuse, *J Pediatr Health Care* 13:112–119, 1999.

Morrow M: The evaluation of common breast problems, *Am Fam Physician* 61(8):2371–2378, 2385, 2000.

Moyer LA, et al: Hepatitis C: Part II. Prevention counseling and medical evaluation, *Am Fam Physician* 59(2):349–354, 357, 1999.

National Cholesterol Education Program Expert Panel on Detection: Evaluation, and Treatment of High Blood Cholesterol in Adults: Executive summary of the third report of the National Cholesterol Education Program (NCEP) Expert Panel on Detection, Evaluation, and Treatment of High Blood Cholesterol (Adult Treatment Panel III), *JAMA* 285(19):2486–2497, 2001.

National Institutes of Health: Report No. 48–4080, Bethesda, Md, 1997, National Institutes of Health.

Naway H, et al: Concordance of clinical findings and clinical judgment in diagnosis of streptococcal pharyngitis, *Acad Emerg Med* 7(10):1104–1109, 2000.

Nuss R, Manco-Johnson MJ: Venous thrombosis: issues for the pediatrician, *Contemp Pediatr* 17:75, 2000.

Patton KT, Thibodeau GA: *Anatomy & physiology*, ed 8, St Louis, 2013, Mosby.

Pletcher SD: Goldberg: The diagnosis and treatment of sinusitis, *Adv Stud Med* 3(9):495–506, 2003.

Ramsburg KL: Rheumatoid arthritis, *AJN Am J Neuroradiol* 100(11): 40–43, 2000.

Rockwood K, Mitnitski A: Frailty defined by deficit accumulation and geriatric medicine defined by frailty, *Clin Geriatr Med* 27(1):17–26, 2011.

Rosenthal TC, Puck SM: Screening for genetic risk of breast cancer, *Am Fam Physician* 59(1):99–104, 106, 1999.

Samiy AH, et al: *Textbook of diagnostic medicine*, Philadelphia, 1987, Lea & Febiger.

Schulman KA, et al: The effects of race and sex on physicians' recommendations for cardiac catheterization,, *N Engl J Med* 340:618–626, 1999.

Scott M, Gelhot AR: Gastroesophageal reflux disease: diagnosis and management, *Am Fam Physician* 59(5):1161–1169, 1199, 1999.

Sheikh JL, Yesavage JA: Geriatric depression scale: recent evidence and development of a shorter version, *Clin Gerontol* 5:165–172, 1986.

Shinitzky HE, Kub J: The art of motivating behavior change: the use of motivational interviewing to promote health, *Pub Health Nurs* 18:178–185, 2001.

Sloan RP, et al: Should physicians prescribe religious activities? *N Engl J Med* 342:1913–1916, 2000.

Smith RD, McNamara JJ: The neurological examination of children with school problems, *J Sch Health* 54(7):231–234, 1984.

Sokol RJ, et al: TACE questions: practical prenatal detection of risk-drinking, *Am J Obstet Gynecol* 260(4):863–868, 1989.

Starr NB, et al: Malocclusion: how important is that bite? *J Pediatr Health Care* 13:245–247, 1999.

Stuart MR, Lieberman III JA: *The fifteen-minute hour: applied psychotherapy for the primary care physician*, ed 2, New York, 1993, Praeger.

Teoh TG, Fisk NM: Hydramnios, oligohydramnios. In James DK, et al: *High-risk pregnancy: management options*, ed 2, Philadelphia, 1999, Saunders.

Thomas AE, et al: A nomogram method for assessing body weight,, *Am J Clin Nutr* 29(3):302–304, 1976.

Thompson JM, et al: *Mosby's clinical nursing*, ed 4, St Louis, 1997, Mosby.

Thompson JM, et al: *Mosby's clinical nursing*, ed 5, St Louis, 2002, Mosby.

U.S. Department of Agriculture: MyPyramid. www.mypyramid.gov (accessed Nov. 30, 2005).

U.S. Preventive Services Task Force: *Guide to clinical preventive services*, 2012, U.S. Government Printing Office. http://www.ahrq.gov/professionals/clinicians-providers/guidelines-recommendations/guide/index.html (accessed 11/2013, 2005).

U.S. Preventive Services Task Force: *Recommendations*, http://www.uspreventiveservices taskforce.org/recommendations.htm (accessed 11/2013).

Varcarolis EM: *Psychiatric nursing clinical guide: assessment tools and diagnosis*, Philadelphia, 1999, Saunders.

Videlefsky A, et al: Routine vaginal cuff smear testing in post-hysterectomy patients with benign uterine conditions: when is it indicated? *J Am Board Fam Pract* 13(4):233–238, 2000.

Warner PH, et al: Shedding light on the sexual history, *AJN Am J Neuroradiol* 99:34–40, 1999.

Werk LN, et al: Medicine for the millennium: demystifying EBM, *Contemp Pediatr* 16:87–107, 1999.

Weston WL, Lane AT: *Color textbook of pediatric dermatology*, St Louis, 1991, Mosby.

Weston WL, Lane AT, Mortelli JG: *Color textbook of pediatric dermatology*, ed 2, St Louis, 1996, Mosby.

Weston WL, et al: *Color textbook of pediatric dermatology*, ed 4, St Louis, 2007, Mosby.

White GM: *Color atlas of regional dermatology*, St Louis, 1994, Mosby.

Whooley MA, Simon GE: Managing depression in medical outpatients, *N Engl J Med* 343:1942–1950, 2000.

Wilson MEH: Keeping quiet, *Arch Pediatr Adolesc Med* 152:1054–1055, 1999.

Wilson SF, Giddens JF: *Health assessment for nursing practice*, ed 5, St Louis, 2013, Mosby.

Wright RJ: Identification of violence in the community pediatric setting, *Arch Pediatr Adolesc Med* 154:431–433, 2000.

Zitelli BJ, McIntire SC, Nowalk AJ: *Zitelli and Davis'; Atlas of pediatric physical diagnosis*, ed 6, St Louis, 2013, Mosby.

索 引